图解 3秒定位 精准取穴

谷深 编著

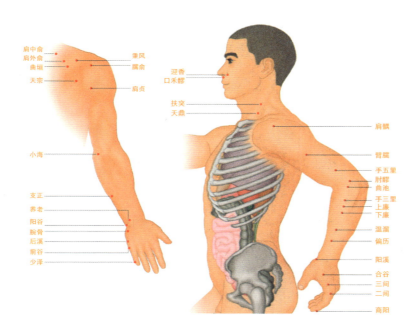

肩中俞
肩外俞
曲垣
天宗

秉风
臑俞
肩贞

迎香
口禾髎

扶突
天鼎

肩髃
臂臑
手五里
肘髎
曲池
手三里
上廉
下廉
温溜
偏历
阳溪
合谷
三间
二间
商阳

小海

支正
养老
阳谷
腕骨
后溪
前谷
少泽

电子工业出版社

Publishing House of Electronics Industry

北京·BEIJING

图书在版编目（CIP）数据

图解 3 秒定位精准取穴 / 谷深编著. -- 北京 ：电子
工业出版社，2025. 3. -- ISBN 978-7-121-49790-2

Ⅰ . R224.2-64

中国国家版本馆 CIP 数据核字第 2025GL6809 号

责任编辑：王小聪

印　　刷：天津画中画印刷有限公司

装　　订：天津画中画印刷有限公司

出版发行：电子工业出版社

　　　　　北京市海淀区万寿路 173 信箱　　　邮编：100036

开　　本：720×1000　　1/16　　印张：10　　字数：202 千字

版　　次：2025 年 3 月第 1 版

印　　次：2025 年 3 月第 1 次印刷

定　　价：49.80 元

凡所购买电子工业出版社图书有缺损问题，请向购买书店调换。若书店售缺，请与本社
发行部联系，联系及邮购电话：（010）88254888，88258888。

质量投诉请发邮件至 zlts@phei.com.cn，盗版侵权举报请发邮件至 dbqq@phei.com.cn。

本书咨询联系方式：（010）68161512，meidipub@phei.com.cn。

CONTENTS

目录

第1章 手太阴肺经

2　　中府　　　　8　　列缺
3　　云门　　　　9　　经渠
4　　天府　　　　10　　太渊
5　　侠白　　　　11　　鱼际
6　　尺泽　　　　12　　少商
7　　孔最

第2章 手阳明大肠经

14　　商阳　　　　17　　上廉
15　　二间　　　　17　　手三里
15　　三间　　　　18　　曲池
16　　合谷　　　　19　　迎香

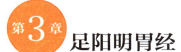

第3章 足阳明胃经

21　　承泣　　　　27　　伏兔
21　　四白　　　　28　　阴市
22　　下关　　　　28　　梁丘
23　　头维　　　　29　　犊鼻
24　　天枢　　　　30　　足三里
25　　外陵　　　　31　　上巨虚
25　　大巨　　　　31　　条口
26　　水道

第4章 足太阴脾经

33	隐白	35	商丘	38	阴陵泉
33	大都	36	三阴交	39	血海
34	太白	37	漏谷	40	箕门
34	公孙	37	地机	40	冲门

第5章 手少阴心经

42	极泉	44	灵道	46	神门
42	青灵	45	通里	47	少府
43	少海	45	阴郄	47	少冲

第6章 手太阳小肠经

49	阳谷	51	小海	54	颧髎
50	养老	52	肩贞	55	听宫
51	支正	53	天容		

第7章 足太阳膀胱经

57	睛明	64	膈俞	72	委阳
58	攒竹	65	肝俞	73	委中
59	大杼	66	三焦俞	74	合阳
59	风门	67	肾俞	74	承筋
60	肺俞	68	气海俞	75	承山
61	厥阴俞	69	大肠俞	76	飞扬
62	心俞	70	关元俞	77	昆仑
63	督俞	71	小肠俞		

第8章 足少阴肾经

79	涌泉	82	复溜	83	四满
80	太溪	82	交信	83	中注
81	照海				

第9章 手厥阴心包经

85	天池	86	郄门	89	大陵
85	天泉	87	间使	89	劳宫
86	曲泽	88	内关	90	中冲

第10章 手少阳三焦经

92	关冲	96	肩髎	99	颅息
92	液门	97	天髎	100	角孙
93	中渚	97	天牖	101	耳门
93	阳池	98	翳风	101	耳和髎
94	外关	99	瘈脉	102	丝竹空
95	支沟				

第11章 足少阳胆经

104	瞳子髎	109	完骨	115	环跳
105	听会	110	本神	116	风市
106	上关	111	头临泣	116	中渎
107	率谷	112	风池	117	膝阳关
108	天冲	113	肩井	118	阳陵泉
108	浮白	114	带脉	119	悬钟
109	头窍阴				

V

第12章 足厥阴肝经

121	大敦	124	蠡沟	126	曲泉
121	行间	124	中都	126	阴包
122	太冲	125	膝关	127	足五里
123	中封				

第13章 督脉

129	长强	135	大椎	139	神庭
130	腰俞	136	哑门	140	印堂
130	腰阳关	136	风府	141	素髎
131	命门	137	百会	142	水沟
132	悬枢	138	前顶	143	兑端
132	脊中	138	囟会	143	龈交
133	中枢	139	上星		
134	身柱				
134	陶道				

第14章 任脉

145	会阴	149	神阙	152	膻中
145	曲骨	150	上脘	153	天突
146	中极	150	巨阙	153	廉泉
146	关元	151	鸠尾	154	承浆
147	石门	151	中庭		
147	气海				
148	阴交				

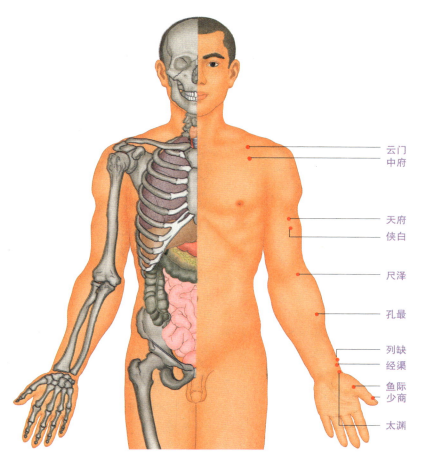

云门
中府

天府
侠白

尺泽

孔最

列缺
经渠
鱼际
少商
太渊

本经主治

本经腧穴主要用于预防和改善呼吸系统及头面五官疾患。

穴位数量	22个
经络走向	起于胸部的中府，经手臂内侧，止于手拇指的少商。
穴位分布	分布于胸、手臂内侧及手掌内侧。

中府

肃降肺气，和胃利水

国际编号 LU1

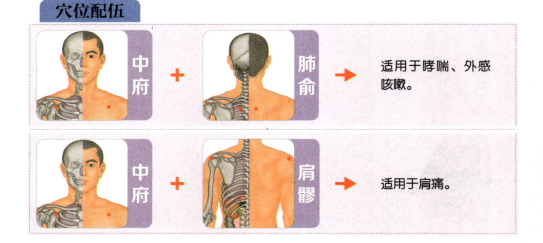

6寸
前正中线

穴名释义 / "中"指中焦；"府"指处所。手太阴肺经起于中焦，此穴为中气聚集之处，脾、胃、肺合气于此，故名。

养生功效 / 止咳平喘，清肺泻热。按压中府，可以除胸中及体内的烦热，它是治疗支气管炎及哮喘的特效保健穴。此外，按压此穴也可缓解肩背疼痛。

常用疗法 / ◎**灸法**：艾炷灸3～5壮，或艾条灸5～15分钟。

◎**按摩法**：右手食指、中指、无名指三指并拢，顺时针揉按左胸中府，再用左手以同样方式，逆时针揉按右胸中府，各1～3分钟。

标准定位 / 在前胸部，横平第1肋间隙，锁骨下窝外侧，前正中线旁开6寸。

穴位速取 / 取正坐位，以手叉腰，先取锁骨下窝凹陷处的云门，在云门直下1寸，横平第1肋间隙，前正中线旁开6寸处（如图），按压有酸胀感。

穴位配伍

中府 + 肺俞 → 适用于哮喘、外感咳嗽。

中府 + 肩髎 → 适用于肩痛。

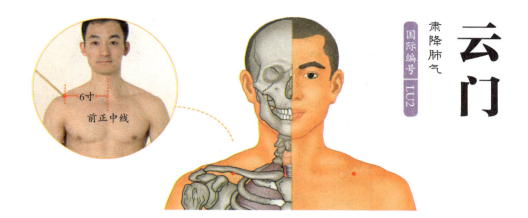

6寸
前正中线

肃降肺气

云门

国际编号 | LU2

穴名释义 / 云门为手太阴肺经脉气所发，位于胸膺部，内应上焦肺气，为肺气出入之门户，故名，寓意气血首出云门，犹如气浮游于空中，滋润万物。

养生功效 / 按压云门可缓解咳嗽、气喘、胸闷、肩背痛。尤其当手臂举不起来时，按压此穴能活络肩膀的筋骨，减轻疼痛。此穴多用于支气管炎、支气管哮喘、肋间神经痛等疾病的治疗。

常用疗法 / ◎**灸法**：艾炷灸3～5壮，或艾条灸5～15分钟。

◎**按摩法**：用手指指腹或指间关节向下按压，并做圈状按摩。

标准定位 / 在前胸部，肩胛骨喙突内缘，锁骨下窝凹陷中，前正中线旁开6寸。

穴位速取 / 取正坐位，双手叉腰，在锁骨外端下缘出现的三角形凹窝的中点处（如图），压迫时上臂会有刺痛感。

穴位配伍

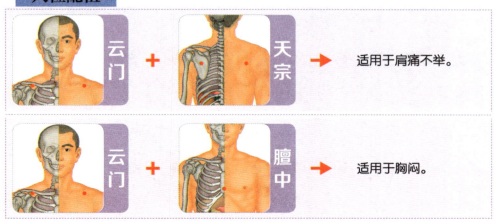

云门 + 天宗 → 适用于肩痛不举。

云门 + 膻中 → 适用于胸闷。

天府

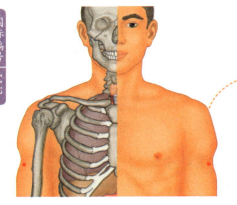

通宣肺气，安神定志

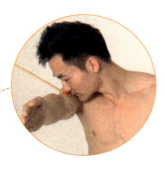

国际编号 LU3

穴名释义／ "天"指人体上部；"府"意为聚。患者将手臂伸直，鼻尖碰手臂时的触点处即此穴。因鼻为肺的窍，肺凭借鼻通天气，肺又为人身诸气汇聚的地方，故名。

养生功效／ 按压天府可缓解咳嗽、气喘、甲状腺肿大、鼻出血、吐血、肩臂疼痛。

常用疗法／ ◎**灸法：**艾炷灸或温针灸3～5壮，或艾条灸5～15分钟。

◎**按摩法：**以手指指腹或指间关节向下按压，并做圈状按摩。

标准定位／ 在臂前外侧，腋前纹头下3寸，肱二头肌桡侧缘处。

穴位速取／ 1.取坐位，臂向前平举，俯头，在鼻尖接触上臂侧处（如图）。

2.取坐位，微屈肘，在肱二头肌外侧缘，肘横纹上6寸处。

3.在肱二头肌外侧沟平腋前纹头处至尺泽连线的上1/3与下2/3的交界处。

穴位配伍

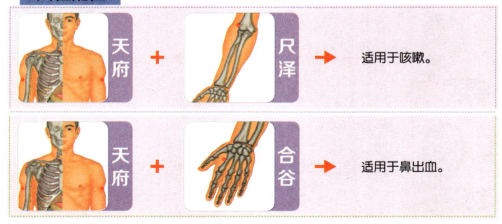

天府 ＋ 尺泽 → 适用于咳嗽。

天府 ＋ 合谷 → 适用于鼻出血。

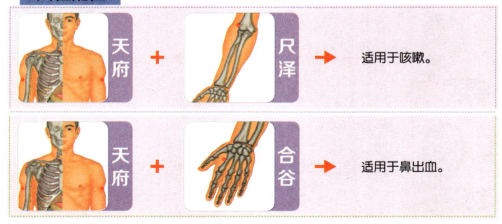

4

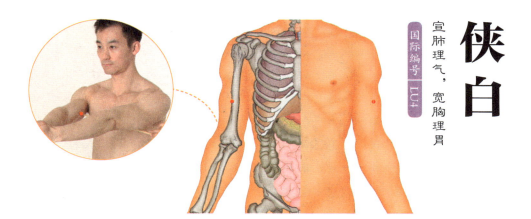

宣肺理气，宽胸理胃

国际编号 LU4

侠白

穴名释义 / "侠"通"夹"，有旁边之意。这个字指出了侠白的具体位置。"白"，即白色，五色中白色与肺相对应，这个字表明此穴与肺部健康有关。由此可见侠白主肺。

养生功效 / 当患有支气管炎、咳嗽等呼吸系统疾病时，按压侠白有不错的改善效果。另外，如果常常感到胸闷、心痛、气短、心动过速、心悸、呼吸困难、痰多或手臂酸痛，按摩此穴也有不错的调理作用。

常用疗法 / ◎**灸法**：温针灸3~5壮，或艾条灸5~10分钟。

◎**按摩法**：将食指与中指并拢，配合拇指，对穴位进行按压，也可以顺时针或逆时针做圈状按摩。

标准定位 / 在臂前外侧，腋前纹头下4寸，肱二头肌桡侧缘处。

穴位速取 / 取正坐位，肘横纹上6寸，肱二头肌腱的外侧缘（如图）。

穴位配伍

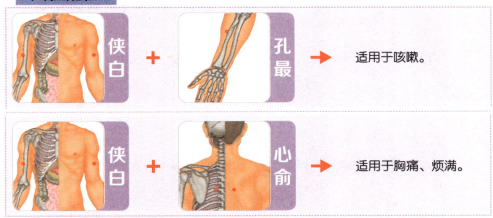

侠白 + 孔最 → 适用于咳嗽。

侠白 + 心俞 → 适用于胸痛、烦满。

尺泽

肃降肺气，滋阴润肺

国际编号 LU5

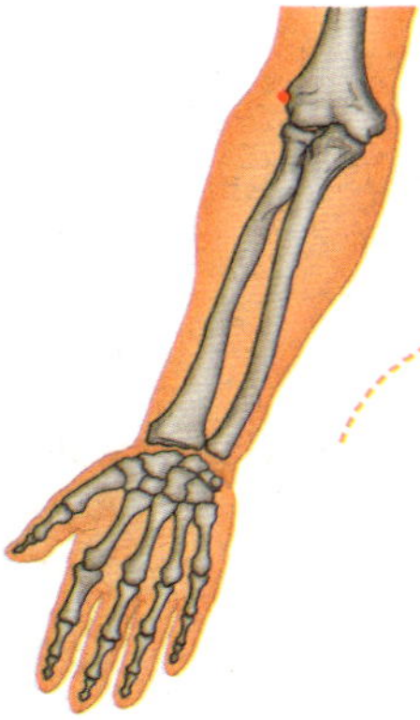

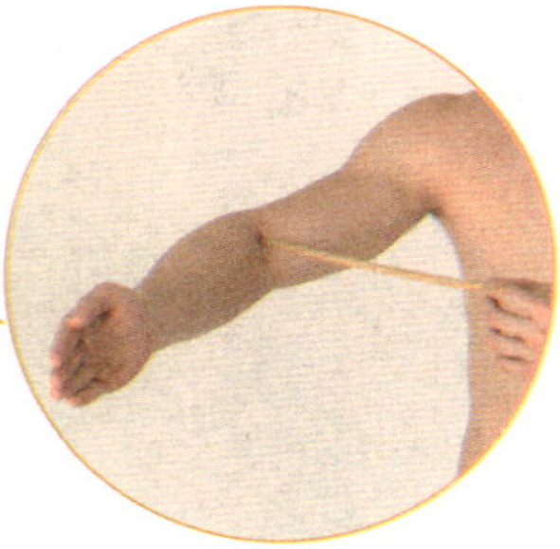

穴名释义 / "尺"指前臂部，与"寸"（指腕部）是相对应的。因手腕至肘部为一尺，故前臂称"尺"。"泽"为沼泽，是水聚集的地方。尺泽寓意脉气流注于此，如水注沼泽。

养生功效 / 尺泽可用于缓解手肘酸痛、发热、咽喉痛、剧烈咳嗽、气喘、胸闷、胸痛、风湿、肩周炎等，还可用于消除手臂的脂肪。

常用疗法 / ◎灸法：隔姜灸3~5壮，或温和灸10~20分钟。

◎按摩法：以拇指指腹向下按压，每次左右各揉按1~3分钟。

标准定位 / 在肘前侧，肘横纹上，肱二头肌腱桡侧缘凹陷中。

穴位速取 / 1.伸臂，微屈肘，在肘横纹上，肱二头肌腱外侧缘凹陷中（如图）。2.手掌向上，肘部稍弯曲，用拇指沿肘横纹从外侧向内侧触摸，在肘弯正中可摸到一条粗大的筋腱（肱二头肌腱），在这条筋腱外侧的肘弯横纹凹陷处。

穴位配伍

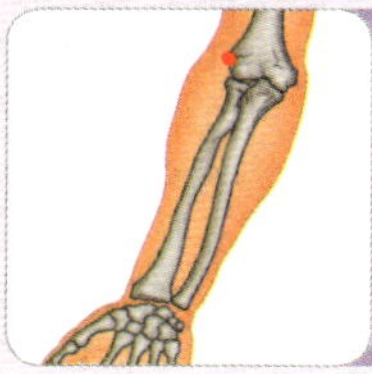

尺泽	+	肺俞	→ 适用于咳嗽、气喘。
尺泽	+	少商	→ 适用于咽喉肿痛。

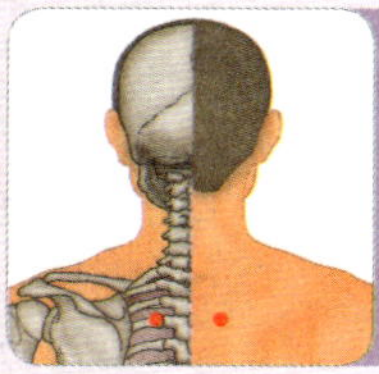

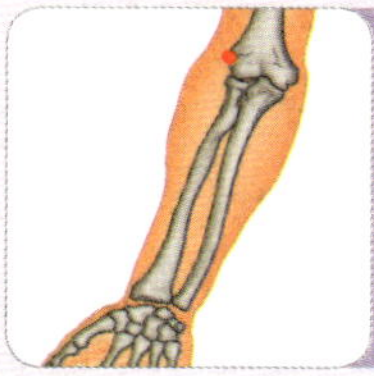

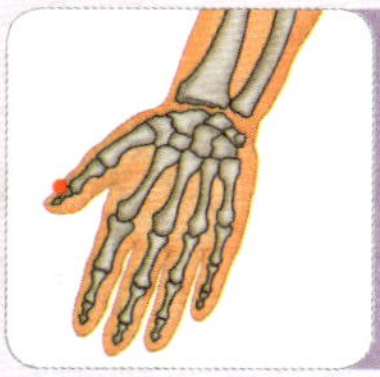

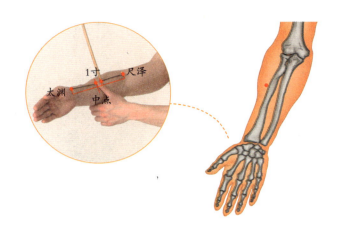

孔最

国际编号 | LU6

清热止血，润肺理气

穴名释义 / "孔"指孔隙；"最"，极之意。孔最，即通窍之极，为肺经气血深聚处，是理气通窍最常用的穴位，故名。

养生功效 / 孔最常用于改善肺部疾病，对治疗慢性支气管炎、气喘、咳嗽等肺部疾病有突出疗效，尤其是当突然咳嗽不止时，按压此穴可以缓解症状。另外，此穴也可用于缓解手腕疼痛无力、肘臂疼痛等症状。

常用疗法 / ◎**灸法**：艾炷灸或温针灸3～5壮，或艾条灸10～20分钟。

◎**按摩法**：以食指指腹揉按此穴，每次左右各1～3分钟。

标准定位 / 在前臂前外侧，尺泽与太渊连线上，腕掌侧远端横纹上7寸处。

穴位速取 / 1.伸臂侧掌，在尺泽与太渊连线的中点上1寸处（如图）。

2.伸臂仰掌，在尺泽与太渊连线上，腕掌侧远端横纹上7寸处。

穴位配伍

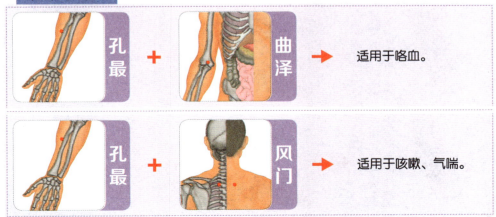

孔最 + 曲泽 → 适用于咯血。

孔最 + 风门 → 适用于咳嗽、气喘。

列缺

宣肺疏风，通调任脉

国际编号｜LU7

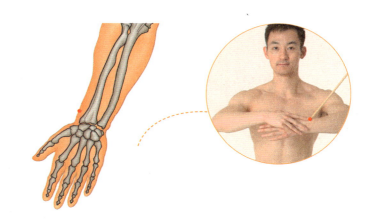

穴名释义 ／ "列"，分解；"缺"指缺口之器。列缺位于手腕侧，当桡骨突起时的分裂缺口处。手太阴肺经从此穴分支别出，通于手阳明大肠经。

养生功效 ／ 针刺列缺可使人神清气爽，它是中医常用的四总穴之一。对于咳嗽、牙痛、慢性支气管炎、半身不遂、手臂酸痛麻痹、头颈酸痛及鼻部疾病，通过按压此穴，可减轻症状。

常用疗法 ／ ◎灸法：艾炷灸3～5壮，或艾条灸5～10分钟。

◎**按摩法**：以食指指腹揉按此穴，每次左右各1～3分钟。

标准定位 ／ 在前臂外侧，腕掌侧远端横纹上1.5寸，拇短伸肌腱与拇长展肌腱之间，拇长展肌腱沟的凹陷中。

穴位速取 ／ 1.患者左右两手虎口交叉，一手食指压在另一手的桡骨茎突上，在食指尖端到达处（如图）。
2.立掌，拇指向外上方翘起，在阳溪上1.5寸的桡骨茎突中部有一凹陷处。

穴位配伍

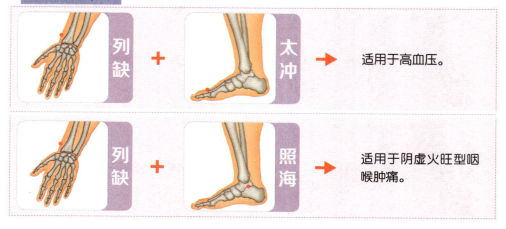

列缺 ＋ 太冲 ➜ 适用于高血压。

列缺 ＋ 照海 ➜ 适用于阴虚火旺型咽喉肿痛。

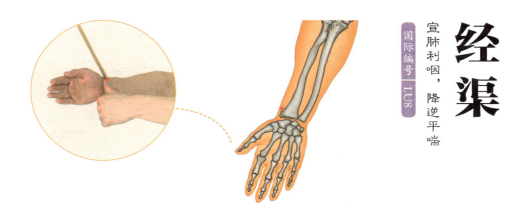

国际编号 LU8

宣肺利咽，降逆平喘

经渠

穴名释义 / "经"，为经过、路径的意思；"渠"指水流的道路。动脉所在，血气旺盛，犹如水渠。经渠，意思就是"肺经的经水流过的渠道"。

养生功效 / 经渠可用于治疗各种呼吸系统疾病，按压此穴可改善咳嗽、气喘、咽喉肿痛、胸痛、手腕痛、膈肌痉挛等。

常用疗法 / ◎ **灸法**：艾炷隔物灸或温针灸3～5壮，或艾条灸5～10分钟。

◎ **按摩法**：以中指指腹向下按压此穴，可略感酸胀，交替揉按左右两穴，每次各1~3分钟。

标准定位 / 在前臂前外侧，桡骨茎突与桡动脉之间，腕掌侧远端横纹上1寸。

穴位速取 / 1.伸臂侧掌，从腕掌侧远端横纹上1寸桡骨茎突的高点向内侧推至骨边，可感觉与桡动脉间有一凹陷处（如图）。

2.手侧伸，拇指与掌心向上，距腕横纹1寸的桡动脉搏动处。也就是按摩者按脉时中指所按之处。

穴位配伍

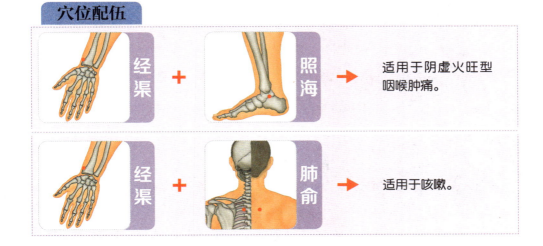

经渠 + 照海 → 适用于阴虚火旺型咽喉肿痛。

经渠 + 肺俞 → 适用于咳嗽。

太渊

顺气平喘，化痰止咳

国际编号｜LU9

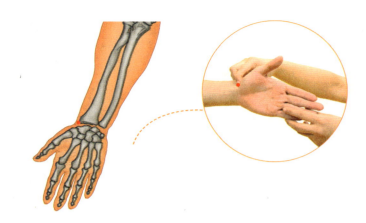

穴名释义 / "太"为大到了极致的意思；"渊"为深涧、深洞的意思。太渊指穴位的形态，寓意局部脉气旺盛如深渊，博大而深，故名。

养生功效 / 调肝理气，活血通脉。按压太渊不仅可缓解咳嗽、气喘、咯血、咽喉肿痛，对缓解无脉症、呃逆、腕痛无力等也有不错的效果。

常用疗法 / ◎**灸法：**艾炷灸1~3壮，或艾条灸5~10分钟。

◎**按摩法：**弯曲拇指，用指甲尖垂直轻轻掐按此穴，会有酸胀的感觉。每次左右各1~3分钟。

标准定位 / 在腕掌侧远端横纹桡侧，桡动脉搏动处。

穴位速取 / 1.取坐位，伸臂侧掌，在腕横纹桡侧轻触桡动脉，从感觉到动脉搏动处稍往桡侧移动至凹陷处（如图）。

2.伸臂侧掌，在桡骨茎突与腕舟状骨之间，拇长展肌腱尺侧凹陷处，即掌后第1横纹上，桡动脉搏动处。

穴位配伍

太渊	+	鱼际	→	适用于咳嗽、咯血。

太渊	+	人迎	→	适用于无脉症。

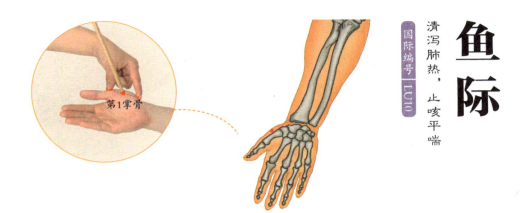

第1掌骨

清泻肺热，止咳平喘

鱼际

穴名释义 ╱ "鱼"比喻水中之物；"际"指边际。掌中屈指肌隆起似鱼腹，穴在它的边际，故名。

养生功效 ╱ 鱼际可用于缓解咽喉肿痛、发热、小儿疳积、腹泻、心悸等。按压此穴不仅可以缓解长期的身体疲劳和慢性疾病所造成的不适，对缓解热性咳嗽、喘促也有明显的效果。

常用疗法 ╱ ◎**灸法**：艾炷灸1~3壮，或艾条灸3~5分钟。

◎**按摩法**：弯曲拇指，用指甲尖垂直轻轻掐按此穴，每次左右各1~3分钟。

标准定位 ╱ 在手掌，第1掌骨桡侧中点赤白肉际处。

穴位速取 ╱ 仰掌，在第1掌指关节后，第1掌骨中点，掌后白肉（大鱼际肌）隆起的边缘（赤白肉际处）（如图）。

穴位配伍

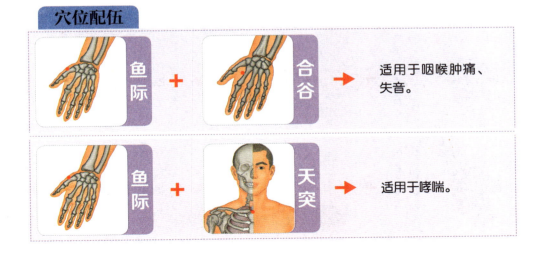

鱼际 ＋ 合谷 → 适用于咽喉肿痛、失音。

鱼际 ＋ 天突 → 适用于哮喘。

少商

清热利咽，醒脑开窍

国际编号 | LU11

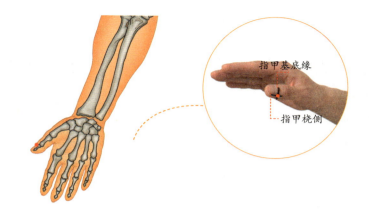

指甲基底缘

指甲桡侧

穴名释义 / "少"为阴中生阳之意；"商"在"五音"（宫、商、角、徵、羽）中排名第二。商为肺经之根，其脉气外发似浅小水流，故名。

养生功效 / 少商为脑卒中、休克急救穴，按压此穴，可缓解咽喉肿痛、咳嗽、鼻出血、高热、昏迷、指端麻木等，尤其对外感风寒及虚火引起的咽喉肿痛有明显的调理功效。此外，此穴也可用于精神疾病的治疗。

常用疗法 / ◎灸法：艾条灸5~10分

钟即可。

◎**按摩法**：弯曲拇指，用指甲尖垂直轻轻掐按此穴，每次左右各1~3分钟。

标准定位 / 在手指，拇指末节桡侧，指甲根角侧上方0.1寸。

穴位速取 / 1.沿拇指指甲桡侧画一直线，此线与指甲基底缘水平线交点处（如图），按压有痛感。

2.在拇指末节桡侧，指甲根角侧上方0.1寸处，按压有痛感。

穴位配伍

| 少商 | + | 经渠 | → | 适用于哮喘。 |

| 少商 | + | 天突 | → | 适用于咽喉肿痛。 |

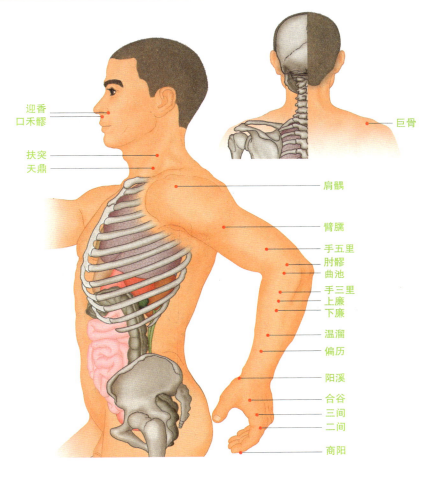

迎香
口禾髎

扶突
天鼎

巨骨

肩髃

臂臑

手五里
肘髎
曲池

手三里
上廉
下廉

温溜
偏历

阳溪

合谷
三间
二间

商阳

本经主治

本经腧穴常用于治疗呼吸系统疾病、消化系统疾病、五官科疾病、皮肤病，以及本经脉所经部位的疾患。

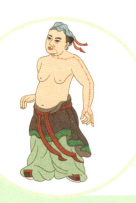

穴位数量	40个
经络走向	起于食指末端的商阳，沿手臂外侧经过肩头，止于鼻子旁的迎香。
穴位分布	分布于手部、手臂外侧、肩颈及头部。

商阳

清热解表，理气平喘

国际编号｜二

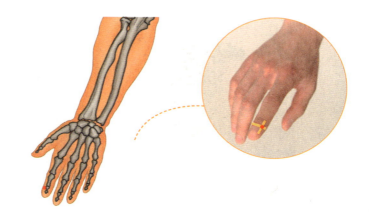

穴名释义／ "商"，五音之一，属金；"阳"，阴阳之阳。商阳是手阳明大肠经的开始之处，承受手太阴肺经的经脉之气，并由阴侧转入阳侧，肺属金，金音商，故名。

养生功效／ 按压商阳不仅可缓解牙齿疼痛，还可治疗腹痛、上吐下泻及胸口疼痛等。

常用疗法／ ◎**灸法**：米粒灸3～5壮，或艾条灸5～10分钟。

◎**按摩法**：因为此穴在指尖，按压不易，所以可用棒状物直接刺激穴位，或者用另一只手的拇指和食指抓住这只手的食指指尖的两侧加以揉捏。

标准定位／ 在手指，食指末节桡侧，指甲根角侧上方0.1寸。

穴位速取／ 1.取坐位，伸指伏掌，食指指甲基底缘与桡侧缘两引线的交点处（如图）。

2.在食指末节桡侧，指甲的根部距离指甲根角0.1寸处，按压有痛感。

穴位配伍

商阳	＋	中冲	→	常用于脑卒中昏迷、中暑的急救。
商阳	＋	合谷	→	适用于咽喉肿痛。

二间

解表清热，通利咽喉

国际编号
LI2

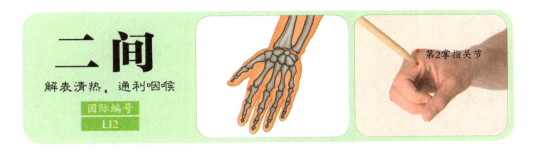

养生功效 / 二间可用于治疗牙痛、咽喉肿痛、头晕、口干舌燥、消化不良、肩周炎等。此穴还有开窍醒神的作用。

常用疗法 / ◎**灸法**：米粒灸3～5壮，或艾条灸5～10分钟。

◎**按摩法**：以手指指腹向下按压此穴，每次左右各1～3分钟。用于治疗睑腺炎时，只需指压患睑腺炎眼睛同侧手的二间。若不愈，则用拇指和食指强捏此穴，重复30次。

标准定位 / 在手指，第2掌指关节桡侧远端赤白肉际处。

穴位速取 / 伸臂，微握拳，在食指第2掌指关节前缘桡侧皮肤皱褶顶点，触之有凹陷处（如图），按压有胀痛感。

三间

泻热止痛，通利咽喉

国际编号
LI3

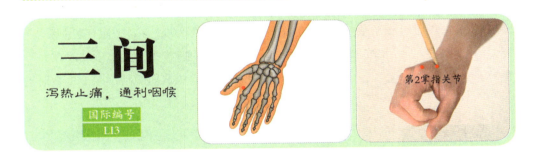

养生功效 / 三间有传输气血物质的作用。血行瘀滞，津液不能下达，常会引发便秘、痔疮等。此时，只要轻轻掐按此穴，就可以快速止痛，缓解症状。此外，经常按压此穴，还可以缓解目痛、青光眼、牙痛、三叉神经痛、咽喉肿痛、手背和手指红肿疼痛等。

常用疗法 / ◎**灸法**：米粒灸3～5壮，或艾条灸5～10分钟。

◎**按摩法**：以手指指腹向下按压此穴。

标准定位 / 在手背，第2掌指关节桡侧近端凹陷中。

穴位速取 / 取坐位，微握拳，在第2掌指关节后，桡侧近端凹陷处（如图），按压有痛感。

合谷

镇静止痛，通经活络

国际编号｜L14

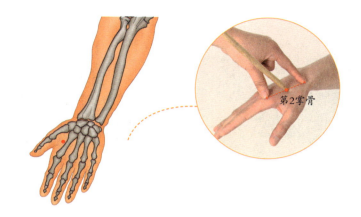

第2掌骨

穴名释义 / "合"，合拢也；"谷"，山谷也。合谷在第1、2掌骨间，言两骨相合，形如山谷处也，即我们常说的虎口。

养生功效 / 合谷可用于治疗面部五官的疾病。当头痛、牙痛发作时，及时按压此穴，可起到很好的止痛效果。此外，按压此穴还可缓解肠胃不适、痛经，消除青春痘，以及改善眼袋和皮肤粗糙。

常用疗法 / ◎**灸法**：米粒灸8~9壮，或艾条灸10~20分钟。

◎**按摩法**：以拇指向下用力按压4~5次，并做圈状按摩。

标准定位 / 在手背，第1、2掌骨之间，约平第2掌骨桡侧的中点。

穴位速取 / 1.在手背，约平第2掌骨桡侧的中点处（如图），按压有酸胀感。
2.以一手的拇指指骨关节横纹放在另一手拇指、食指之间的指蹼缘上，在拇指尖下。

穴位配伍

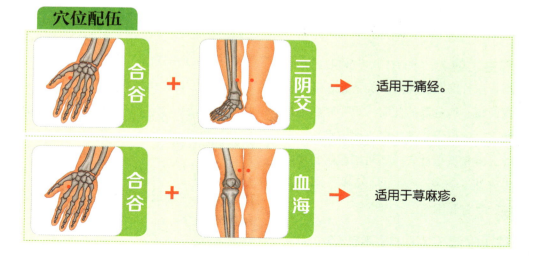

合谷 ＋ 三阴交 ➜ 适用于痛经。

合谷 ＋ 血海 ➜ 适用于荨麻疹。

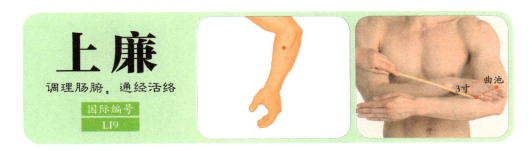

上廉

调理肠腑，通经活络

国际编号
LI9

养生功效 / 按压上廉可缓解头痛、牙痛、偏瘫、肩臂酸痛、桡神经麻痹、手臂麻木、腹痛肠鸣、脑血管疾病后遗症等。

常用疗法 / ◎灸法：艾炷灸3～5壮，或艾条灸5～10分钟。

◎按摩法：以手指指腹或指间关节向下按压，并做圈状按摩。

标准定位 / 在前臂后外侧，肘横纹下3寸，阳溪与曲池连线上。

穴位速取 / 1.屈肘，在前臂后外侧，曲池下3寸，桡骨内侧处（如图）。
2.在阳溪与曲池连线的上1/4与下3/4的交点处。

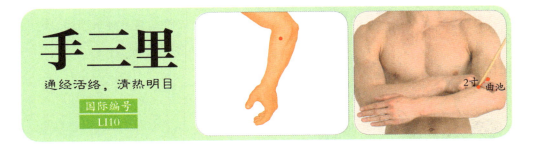

手三里

通经活络，清热明目

国际编号
LI10

养生功效 / 手三里是缓解上肢疲劳的要穴，按压此穴可以有效治疗手臂酸麻、手肘疼痛、牙痛、肩部酸痛僵硬等，同时还能安定精神，治疗心理因素导致的阳痿，改善容易感冒的体质。

常用疗法 / ◎灸法：艾炷灸或温针灸3～5壮，或艾条灸10～20分钟。

◎按摩法：单手握住另一只手臂，以手指指腹向下按压4～5次，并做圈状按摩，但是要避免过于用力，以免按摩后局部更疼痛。

标准定位 / 在前臂后外侧，肘横纹下2寸，阳溪与曲池连线上。

穴位速取 / 侧腕屈肘，从曲池沿阳溪与曲池的连线向下量2寸处（如图）。

曲池

疏风清热，调和营卫

国际编号 LI11

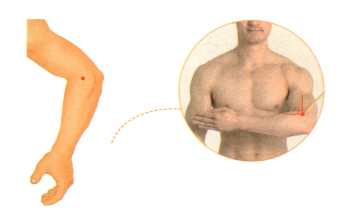

穴名释义 / "曲"，弯曲；"池"，池塘。脉气流注于曲池时，好像水流入池中；又因取穴时，屈曲其肘，横纹头处有凹陷，形似浅池，故名。

养生功效 / 常按压曲池有利于改善气血与肤质并消除手臂多余的脂肪，对于改善气血不足型的肥胖很有帮助。按压此穴对缓解发热、头重、头痛、关节疼痛也有一定的作用。

常用疗法 / ◎灸法：艾炷灸5~7壮，或艾条灸10~20分钟。

◎**按摩法**：单手握住另一只手的手臂，以手指指腹或指间关节向下按压，并做圈状按摩。

标准定位 / 在肘外侧，尺泽与肱骨外上髁连线的中点处。

穴位速取 / 1.90°屈肘，在肘外侧凹陷处（如图），按压有酸胀感。
2.屈肘，在尺泽与肱骨外上髁连线的中点处，按压有酸胀感。

穴位配伍

| 曲池 | + | 外关 | → | 适用于上肢痿痹。 |

| 曲池 | + | 委中 | → | 适用于丹毒、荨麻疹。 |

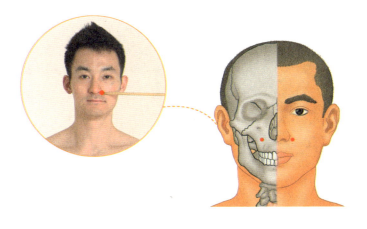

迎香

国际编号 | LI20

疏风解表，通利鼻窍

穴名释义 / "迎"，迎接；"香"，香气。穴在鼻旁，因能治"鼻鼽不利，窒洞气塞"而迎来香气，故名。

养生功效 / 迎香是缓解鼻部疾病的重要穴位，按压此穴能有效改善鼻塞、流鼻涕等。此外，此穴还可用于缓解鼻衄、口歪、脑卒中后遗症、面神经麻痹、三叉神经痛、胆道蛔虫症、便秘、痛经等病症。

常用疗法 / ◎灸法：艾条灸5～10分钟即可。

◎按摩法：以手指指腹做圈状按摩。

标准定位 / 在面部，鼻翼外缘中点旁，鼻唇沟中。

穴位速取 / 取正坐位，用手指从鼻翼沿鼻唇沟向上推，至鼻唇沟中点凹陷处（如图），按压有酸胀感。

穴位配伍

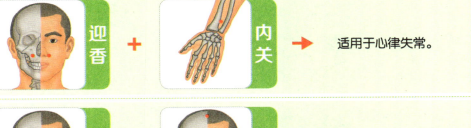

迎香 ＋ 内关 → 适用于心律失常。

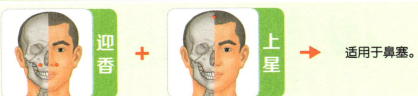

迎香 ＋ 上星 → 适用于鼻塞。

第3章

足阳明胃经

ZU YANG MING WEI JING

本经主治

本经腧穴常用于治疗和改善消化系统疾病及五官疾病。

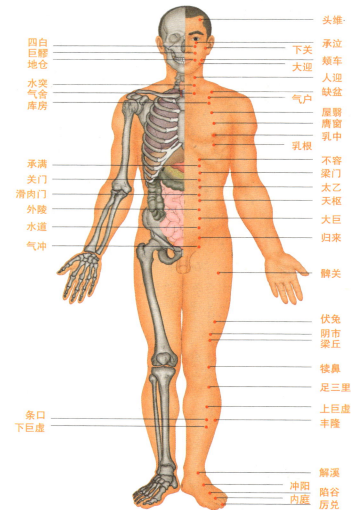

头维·
承泣
颊车
人迎
缺盆
气户
屋翳
膺窗
膺中
乳根
不容
梁门
太乙
天枢
大巨
归来
髀关
伏兔
阴市
梁丘
犊鼻
足三里
上巨虚
丰隆
解溪
冲阳
陷谷
内庭
厉兑

下关
大迎

白四巨髎
地仓
水突
气舍
库房

承满
关门
滑肉门
外陵
水道
气冲

条口
下巨虚

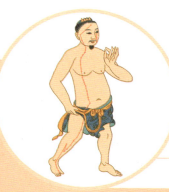

穴位数量	90个
经络走向	起于头部，往下经过胸部、腹部，到达脚背。
穴位分布	分布于头部、胸部、腰腹及下肢。

承泣

疏风清热，明目止痛

国际编号
ST1

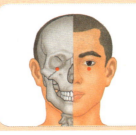
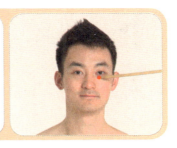

养生功效 / 按压承泣，能有效改善眼睛酸痛流泪、夜盲症、眼睛充血和消除眼部疲劳等。另外，此穴也适用于近视、眼睑眴动、口眼歪斜、面肌痉挛等。

常用疗法 / 按摩法：以手指指腹或指间关节向下按压，并做圈状按摩。

标准定位 / 在面部，眼球与眶下缘之间，瞳孔直下。

穴位速取 / 1.取正坐位，直视前方，瞳孔直下0.7寸，下眼眶边上（如图）。
2.取正坐位，直视前方，在面部，瞳孔正下方，在眼球与眶下缘之间，按压有酸胀感。

四白

散风明目，通经活络

国际编号
ST2

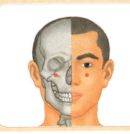
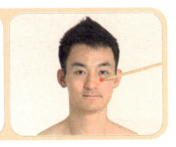

养生功效 / 按压四白，可治疗三叉神经痛与眼部疲劳、浮肿等眼部病症。此穴还可用于缓解头痛或眩晕。

常用疗法 / 按摩法：取仰卧位，按摩者屈肘，前臂内旋，以小指指端置于四白处，分别顺时针、逆时针点揉8～12次。

标准定位 / 在面部，眶下孔处。

穴位速取 / 1.取正坐位，直视前方，瞳孔直下，在眶下孔有凹陷处，按压有酸胀感（如图）。
2.取正坐位，直视前方，在面部，瞳孔直下，沿眼眶向下约半横指，呈凹陷处，按压有酸胀感。

下关

国际编号 | ST7

消肿止痛，聪耳通络

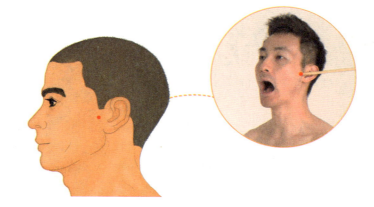

穴名释义 / "下"，下方，指此处穴位调节的气血物质为属阴、属下的浊重水湿；"关"，机关、关卡。穴在下颌关节前"牙关"处，故名。

养生功效 / 按压下关有消炎止痛的作用，对治疗牙痛、耳鸣、三叉神经痛有显著效果。尤其是当下排牙疼痛甚至伴随牙龈红肿时，按压此穴，可以缓解不适的症状。此穴也常用于减轻张口困难、高血压引起的不适症状等。

常用疗法 / ◎灸法：艾条灸10～15分钟。

◎按摩法：以手指指腹或指间关节向下按压，并做圈状按摩。

标准定位 / 在面部，颧弓下缘中央与下颌切迹之间凹陷中。

穴位速取 / 取侧坐位，在颧弓下缘，下颌骨髁状突前方，切迹之间凹陷中，闭口有孔，张口即闭（如图）。

穴位配伍

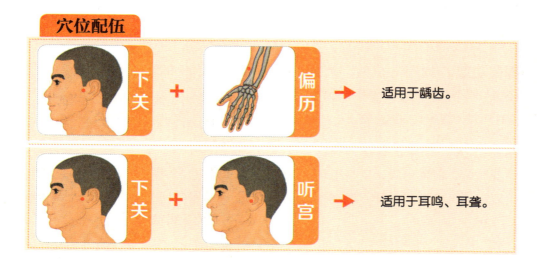

下关 + 偏历 → 适用于龋齿。

下关 + 听宫 → 适用于耳鸣、耳聋。

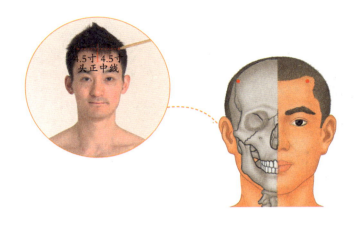

头维

清利头目，止痛镇痉

穴名释义 / "头"，头部；"维"，维护。穴为足阳明胃经脉气所发，有维持头部正常秩序的作用，故名。

养生功效 / 头维的附近有三叉神经通过，故按压此穴对治疗三叉神经痛或偏头痛、高血压有效。同时，按压此穴也可改善眼部疾病或疲劳、脑部充血等。

常用疗法 / 按摩法：以手指指腹或指间关节向下按压，并做圈状按摩。

标准定位 / 在头部，额角发际直上0.5寸，头正中线旁开4.5寸。

穴位速取 / 1.取正坐位，在头侧部，额角发际直上0.5寸，头正中线旁开4.5寸处（如图），按压有痛感。

2.在鬓发前缘直上与神庭横开的交点处。

穴位配伍

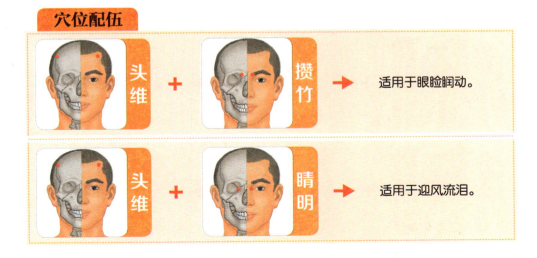

头维 + 攒竹 → 适用于眼睑眴动。

头维 + 睛明 → 适用于迎风流泪。

天枢

调中和胃，理气健脾

国际编号 | ST25

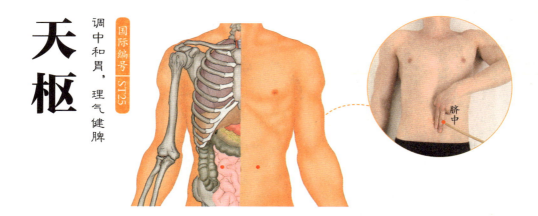

脐中

穴名释义 / "枢"，枢纽。脐上应天，脐下应地，穴在脐旁为上下腹交界处，通于中焦，故名。

养生功效 / 按压天枢既可调理和改善消化系统疾病，促进肠胃蠕动，还可改善中暑、痛经、月经紊乱等。此外，按压此穴还可瘦腰、消除小腹赘肉，起到瘦身效果。

常用疗法 / ◎灸法：艾炷灸3~5壮，或艾条灸15~30分钟。

◎按摩法：以手指指腹或指间关节向下按压，并做圈状按摩。

标准定位 / 在上腹部，横平脐中，前正中线旁开2寸。

穴位速取 / 取仰卧位，在脐中旁开2寸处（如图），按压有酸胀感。

穴位配伍

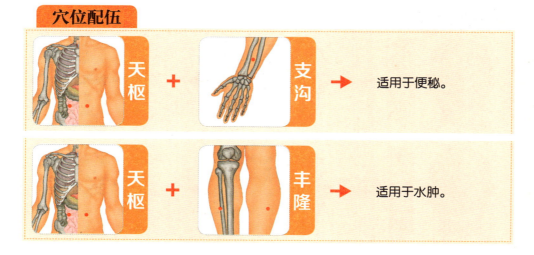

天枢 + 支沟 → 适用于便秘。

天枢 + 丰隆 → 适用于水肿。

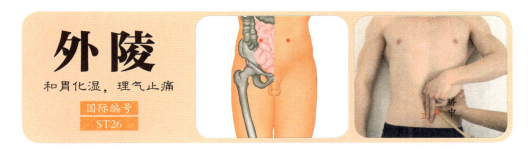

外陵

和胃化湿，理气止痛

国际编号
ST26

养生功效 / 经常按摩外陵可有效改善腹痛、疝气、痛经、胃痛及胃下垂等。

常用疗法 / ◎灸法：艾炷灸3～5壮，或艾条灸5～10分钟。

◎按摩法：以手指指腹或指间关节向下按压，并做圈状按摩。

标准定位 / 在下腹部，脐中下1寸，前正中线旁开2寸。

穴位速取 / 1.取仰卧位，从肚脐沿正中线向下量1寸，再水平旁开2寸处（如图），按压有酸胀感。
2.取仰卧位，横平脐下1寸，在腹部正中线旁开2寸处，按压有酸胀感。

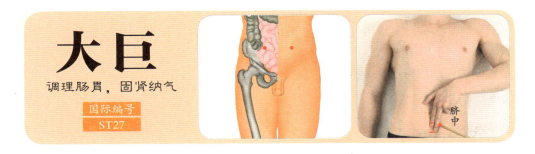

大巨

调理肠胃，固肾纳气

国际编号
ST27

养生功效 / 大巨可用于治疗高血压、糖尿病、肠鸣、腹胀等病症，也可用于治疗白带异常、月经失调等妇科疾病。

常用疗法 / ◎灸法：艾炷灸或温针灸3～5壮，或艾条灸5～10分钟。

◎按摩法：以手指指腹或指间关节向下按压，并做圈状按摩。

标准定位 / 在下腹部，脐中下2寸，前正中线旁开2寸。

穴位速取 / 取仰卧位，从肚脐沿前正中线向下量2寸，再水平旁开约2寸处（如图），按压有酸胀感。

水道

利水消肿，调经止痛

国际编号 ST28

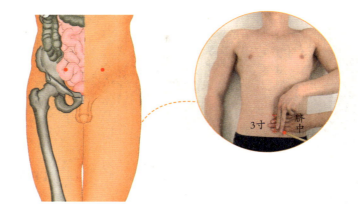

穴名释义 / "水"，水液；"道"，道路。穴有通调水道，使水液渗注于膀胱的功效，故名。

养生功效 / 水道主要用于调理和改善下腹部的各种疾病，如排便及排尿困难、膀胱炎、肾脏病。此外，按压此穴也可治疗妇科疾病。

常用疗法 / ◎灸法： 艾炷灸3~5壮，或艾条灸5~10分钟。

◎按摩法： 以手指指腹或指间关节向下按压，并做圈状按摩。

标准定位 / 在下腹部，脐中下3寸，前正中线旁开2寸。

穴位速取 / 取仰卧位，在下腹部，脐中下3寸，前正中线旁开2寸处（如图），按压有酸胀感。

穴位配伍

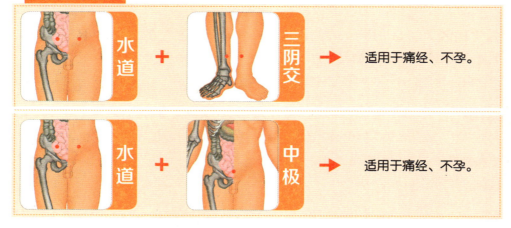

水道 + 三阴交 ➡ 适用于痛经、不孕。

水道 + 中极 ➡ 适用于痛经、不孕。

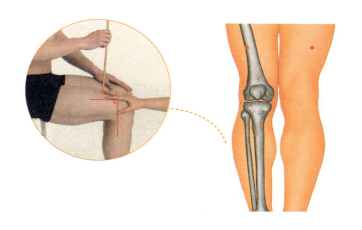

散寒化湿，疏通经络

伏兔

穴名释义
"伏"，俯伏；"兔"，兔子。穴位局部肌肉隆起，形如俯伏之兔，故名。

养生功效
常按压伏兔不仅可改善腰痛膝冷、膝关节炎、腿部酸软无力、下肢麻痹，还可促进下肢血液循环。

常用疗法
◎灸法：艾炷灸3～5壮，或艾条灸5～10分钟。

◎按摩法：以手指指腹或指间关节向下按压，并做圈状按摩。

标准定位
在股前外侧，髌底上6寸，髂前上棘与髌底外侧端的连线上。

穴位速取
1.取坐位，屈膝90°，以手掌横纹中点按在髌骨上缘中点，手指并拢按压在大腿上，在中指尖端到达处（如图），按压有酸胀感。

2.在大腿前面正中，膝上6寸处，按压有酸胀感。

3.在大腿前面，髂前上棘与髌底外侧端的连线上，髌底上6寸处，按压有酸胀感。

穴位配伍

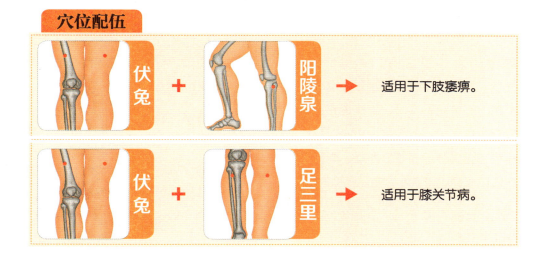

伏兔 ＋ 阳陵泉 → 适用于下肢痿痹。

伏兔 ＋ 足三里 → 适用于膝关节病。

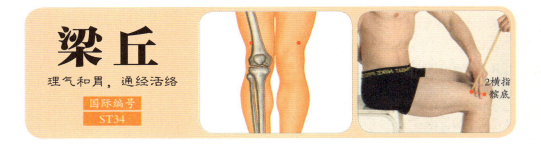

阴市

温经散寒，理气止痛

国际编号
ST33

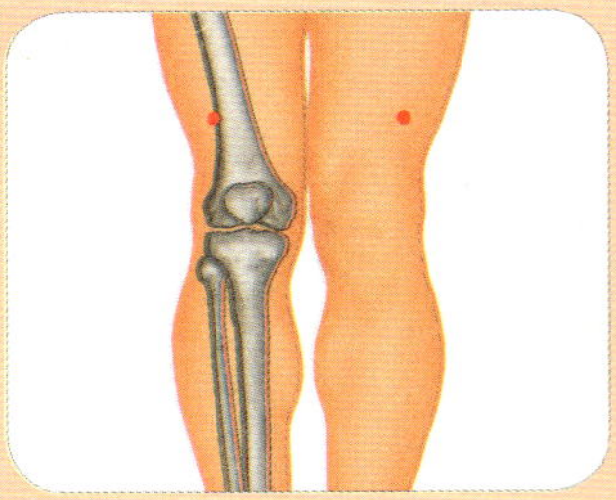

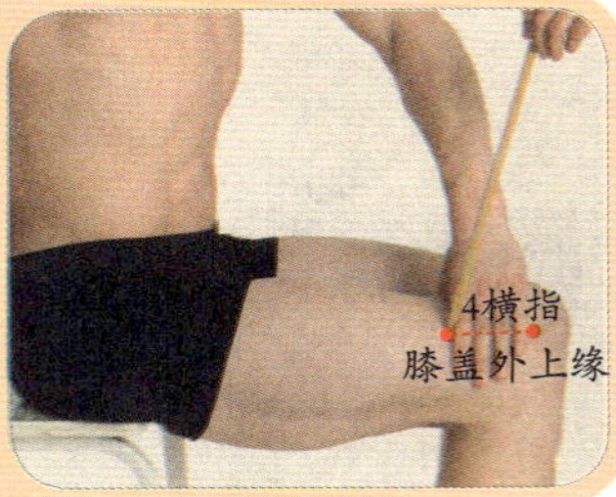

养生功效 / 阴市主治阴寒湿邪之患，按压此穴不仅可缓解膝盖冷痛、屈伸不利，腹胀，腹痛等，对治疗脑血管疾病后遗症、糖尿病、水肿、风湿性关节炎等也有一定的功效。

常用疗法 / ◎灸法：艾炷灸或温针灸3~5壮，或艾条灸5~10分钟。

◎按摩法：以手指指腹或指间关节向下按压，并做圈状按摩。

标准定位 / 在股前外侧，髌底上3寸，股直肌肌腱外侧缘。

穴位速取 / 取正坐位，屈膝，于膝盖外上缘直上4横指（3寸）处（如图），按压有明显的酸胀感。

4横指
膝盖外上缘

梁丘

理气和胃，通经活络

国际编号
ST34

养生功效 / 梁丘可用于改善胃痛、胃痉挛、腹胀、胃酸分泌过多等消化系统疾病。当消化不良时，指压梁丘会产生剧烈的疼痛感。此穴也可用于缓解膝盖冷痛、坐骨神经痛等。此外，常按压此穴能使大腿肌肉紧实，美化腿部线条。

常用疗法 / ◎灸法：艾炷灸3~5壮，或艾条灸5~10分钟。

◎按摩法：以手指指腹或指间关节向下按压，并做圈状按摩。

标准定位 / 在股前外侧，髌底上2寸，股外侧肌与股直肌肌腱之间。

穴位速取 / 取正坐位，屈膝，在大腿前面，髂前上棘与髌底外侧端连线上，髌底上2横指处（如图），按压有酸胀感。

2横指
髌底

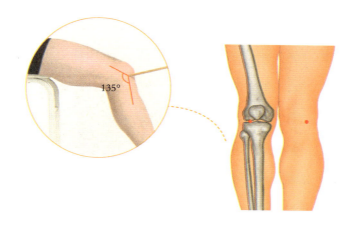

犊鼻

国际编号 ST35

通经活络，消肿止痛

穴名释义 / "犊"，小牛；"鼻"，鼻孔。穴在髌韧带外侧凹陷处，犹如牛犊鼻孔，故名。

养生功效 / 犊鼻主要用于缓解膝关节及小腿疾病。常按压犊鼻可改善关节炎、膝盖疼痛、下肢水肿。当膝盖受伤时，若能配合内膝眼、外膝眼按摩或针灸，则效果更好。

常用疗法 / ◎灸法：艾炷灸5～9壮，或艾条灸5～10分钟。

◎按摩法：以手指指腹或指间关节向下按压，并做圈状按摩。

标准定位 / 在膝前侧，髌韧带外侧凹陷中。

穴位速取 / 1.取坐位，屈膝135°，在髌骨下缘，髌韧带外侧凹陷中（如图），按压有酸胀感。

2.取侧坐位，屈膝135°，在下肢用力蹬直时膝盖外缘凹陷处，按压有酸胀感。

穴位配伍

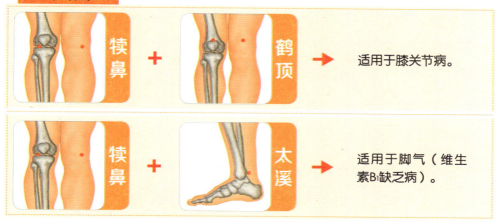

犊鼻 + 鹤顶 → 适用于膝关节病。

犊鼻 + 太溪 → 适用于脚气（维生素B_1缺乏病）。

足三里

健脾和胃，扶正培元

国际编号 ST36

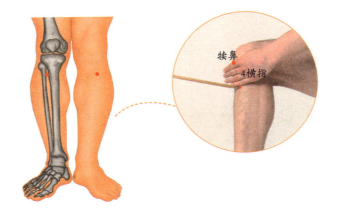

犊鼻
4横指

穴名释义 / "足"，下肢；"三"，数词；"里"，古代有以里为寸之说。穴在下肢，位于膝下3寸，故名。

养生功效 / 足三里是足阳明胃经的合穴，聚集胃腑精气，可疏通下肢郁结之气，常用于缓解上、中、下三部的疾病。按压此穴对各种慢性疾病，如消化系统疾病、足膝腰部疾病、呼吸系统疾病都有显著的治疗效果，还可促进血液循环，延缓衰老，因此，此穴被誉为"无病长寿的健康穴"。此外，按压此

穴还可改善和缓解抑郁症、神经衰弱。

常用疗法 / ◎灸法：艾炷灸3~5壮，或艾条灸5~10分钟。

◎按摩法：以手指指腹或指间关节向下按压，并做圈状按摩。

标准定位 / 在小腿外侧，犊鼻下3寸，犊鼻与解溪连线上。

穴位速取 / 取坐位，屈膝，从犊鼻向下量4横指（3寸）处（如图），按压有酸胀感。

穴位配伍

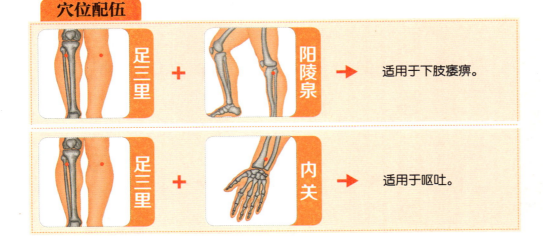

足三里 ＋ 阳陵泉 → 适用于下肢痿痹。

足三里 ＋ 内关 → 适用于呕吐。

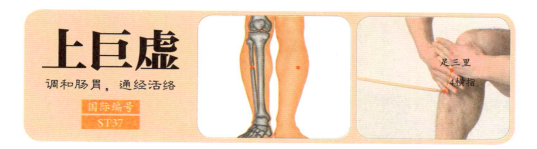

上巨虚

调和肠胃，通经活络

国际编号
ST37

养生功效 / 上巨虚是四肢关节气血濡养所经过的地方，邪气不得留止，如瘀滞不通则生病。此穴是缓解肠胃疾病的重要穴位，按压此穴可改善腹泻、胃痉挛、胃胀、消化不良、便秘等。

常用疗法 / ◎灸法： 艾炷灸5～8壮，或艾条灸5～10分钟。

◎按摩法： 以手指指腹或指间关节向下按压，并做圈状按摩。

标准定位 / 在小腿外侧，犊鼻下6寸，犊鼻与解溪连线上。

穴位速取 / 取坐位，屈膝，从足三里向下量4横指（3寸），在胫骨、腓骨之间可触及凹陷处（如图）。

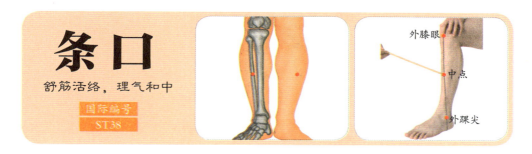

条口

舒筋活络，理气和中

国际编号
ST38

养生功效 / 条口具有舒筋活络、止痛的效果，除用于本经之脘腹疼痛等疾病外，还常用于调理和缓解下肢肿痛、下肢麻木、下肢挛急、肩膀酸痛等，效果甚佳。

常用疗法 / ◎灸法： 艾炷灸3～5壮，或艾条灸5～10分钟。

◎按摩法： 以手指指腹或指间关节向下按压，并做圈状按摩。

标准定位 / 在小腿外侧，犊鼻下8寸，犊鼻与解溪连线上。

穴位速取 / 取侧坐位，屈膝，足三里直下，在外膝眼（犊鼻）与外踝尖连线的中点处（如图）。

第 4 章

足太阴脾经

ZU TAI YIN PI JING

以及本经脉所经部位的疾患。

本经腧穴常用于预防和缓解消化系统疾病和泌尿生殖系统疾病，

本经主治

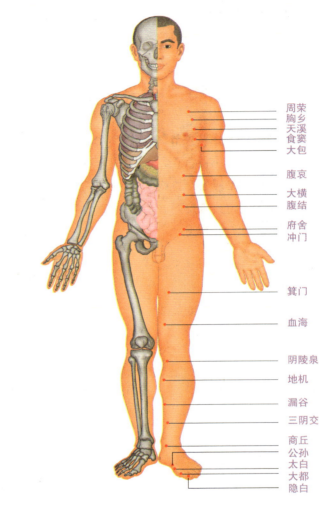

荣乡溪
周胸天食窦
大包

腹哀

大横
腹结

府舍
冲门

箕门

血海

阴陵泉

地机

漏谷

三阴交

商丘
公孙
太白
大都
隐白

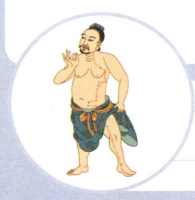

穴位数量	42个
经络走向	起于足大趾内侧隐白，经过腿部内侧，止于胸部的大包。
穴位分布	分布在下肢内侧、腹部及侧胸部。

隐白

调经统血，健脾回阳

国际编号
SP1

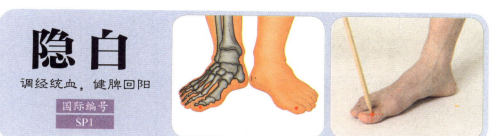

养生功效 / 隐白可用于改善心脾疼痛、食欲不振、月经量过多或崩漏、尿血、便血、吐血、腹痛、多梦、晕厥、胸痛等。此穴还常用于治疗呕吐、泄泻、腹满等。

常用疗法 / ◎**灸法**：艾炷灸3~7壮，或艾条灸10~15分钟。

◎**按摩法**：以拇指指尖或棒状物压迫穴位，或者以拇指与食指捏住脚趾两侧加以揉捏，间接刺激穴位。

标准定位 / 在足趾，大趾末节内侧，趾甲根角侧后方0.1寸（指寸）。

穴位速取 / 取正坐位，足着地，在足大趾甲内侧缘线与基底缘水平线的交点处（如图），按压有痛感。

大都

健脾和中，泻热止痛

国际编号
SP2

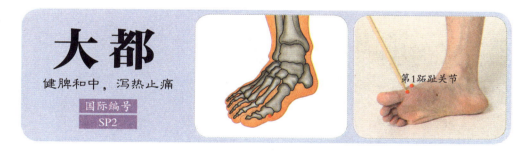

第1跖趾关节

养生功效 / 大都主要用于治疗腹胀、胃痛、饮食不化、便秘、热病无汗、心烦不得卧等。因脾虚无力充养肌肉所致腰腿疼痛、麻木、肌肉萎缩，也可通过刺灸大都得到改善。

常用疗法 / ◎**灸法**：艾炷灸1~3壮，或艾条灸10~15分钟。

◎**按摩法**：以手指指腹或指间关节向下按压，并做圈状按摩。

标准定位 / 在足趾，第1跖趾关节远端赤白肉际凹陷中。

穴位速取 / 取正坐位，在足大趾与足掌所构成的关节（第1跖趾关节）前下方掌背交界线凹陷处（如图），按压有酸胀感。

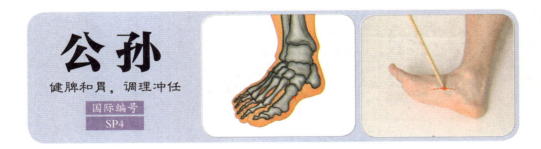

太白

健脾和胃，清热化湿

国际编号
SP3

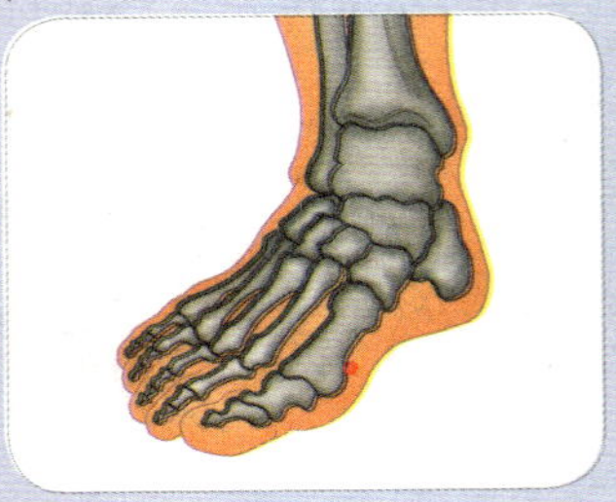

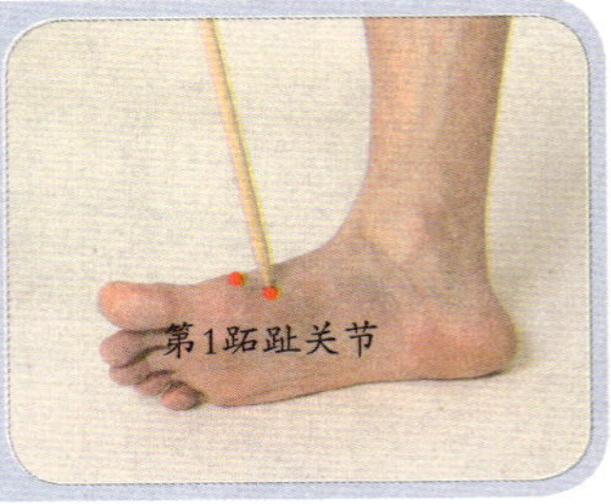

养生功效/ 太白是改善脾胃功能的重要穴位，可用于调理因各种原因导致的脾虚。坚持按压此穴，还可改善呕吐、消化不良、胃痛、腹泻、腹胀、便秘、腹痛等症状。此外，敲打或用力揉按此穴，还可以迅速消除肌肉酸痛等症状。

常用疗法/ ◎**灸法：** 艾炷灸3～5壮，或艾条灸10～15分钟。

◎**按摩法：** 稍微翻转脚背，双手握住脚背，以手指指腹按压，并做圈状按摩。

标准定位/ 在足内侧，第1跖趾关节近端赤白肉际凹陷中。

穴位速取/ 取坐位，在足大趾与足掌所构成的关节（第1跖趾关节）后下方掌背交界线凹陷处（如图），按压有酸胀感。

第1跖趾关节

公孙

健脾和胃，调理冲任

国际编号
SP4

养生功效/ 公孙可用于改善胃痛、呕吐、大便稀软、水肿、腹泻、消化不良、痰多等症状。此外，按压此穴，对缓解足部疼痛、心烦气躁、胸闷等症状也有很好的效果。

常用疗法/ ◎**灸法：** 艾炷灸3～5壮，或艾条灸5～10分钟。

◎**按摩法：** 稍微翻转脚背，双手握住脚背，以手指指腹按压，并做圈状按摩。

标准定位/ 在足内侧，第1跖骨底的前下缘赤白肉际处。

穴位速取/ 在足大趾与足掌所构成的关节（第1跖趾关节）内侧，往后用手推有一弓形骨（足弓），在弓形骨后下方凹陷处（如图），按压有酸胀感。

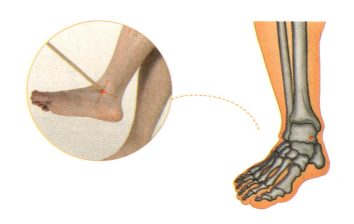

国际编号 SP5

健脾化湿，通调肠胃

商丘

穴名释义 / "商"，五音之一；"丘"，土山。穴属足太阴脾经，五行属金，位于突起之内踝前下。

养生功效 / 商丘可用于治疗足踝疼痛、痔疮、腹胀、腹痛、泄泻、便秘、黄疸、消化不良、脚气（维生素B_1缺乏病）、水肿及小儿惊厥等。

常用疗法 / ◎**灸法：**艾炷灸3～5壮，或艾条灸5～10分钟。

◎**按摩法：**以手指指腹或指间关节向下按压，并做圈状按摩。

标准定位 / 在足内侧，内踝前下方，舟骨粗隆与内踝尖连线中点凹陷中。

穴位速取 / 1.取侧坐位，垂足，在内踝前缘直线与内踝下缘横线的交点处（如图），按压有酸胀感。

2.取侧坐位，垂足，足内踝前下方可触及一凹陷，在舟骨结节与内踝尖连线的中点处，按压有酸胀感。

穴位配伍

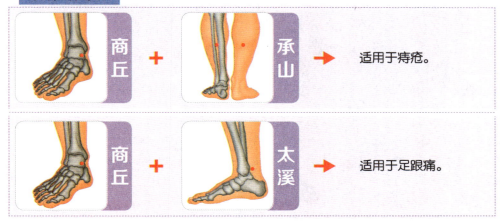

商丘 + 承山 → 适用于痔疮。

商丘 + 太溪 → 适用于足跟痛。

35

三阴交

健脾和胃，调经止带

国际编号 SP6

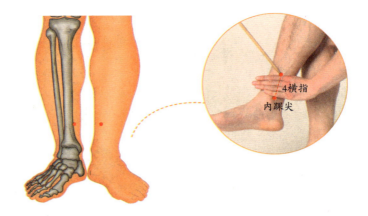

4横指

内踝尖

穴名释义 / "三阴"，三条阴经；"交"，交会。三阴交是足太阴脾经、足厥阴肝经、足少阴肾经的交会穴。

养生功效 / 三阴交主要用于调理腹泻、腹胀、消化不良、胃肠虚弱等胃肠道疾病，以及月经不调、白带异常、闭经、子宫下垂、遗精、阳痿、尿道炎、便秘、遗尿等泌尿生殖系统疾病。另外，按压此穴还可改善睡眠质量、缓解腿部酸痛和下肢麻痹、增强内脏功能、调节激素分泌等。

常用疗法 / ◎**灸法：**艾炷灸5~9壮，或艾条灸5~10分钟。

◎**按摩法：**以手指指腹或指间关节向下按压，并做圈状按摩。

标准定位 / 在小腿内侧，内踝尖上3寸，胫骨内侧缘后际。

穴位速取 / 取侧坐位，垂足，在内踝尖直上4横指（3寸）处，胫骨内侧面后缘（如图），按压有酸胀感。

穴位配伍

三阴交	+	中极	→ 适用于月经不调。
三阴交	+	大敦	→ 适用于疝气。

漏谷

健脾和胃，利尿除湿

国际编号
SP7

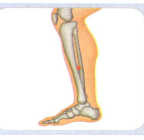

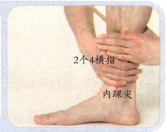

2个4横指

内踝尖

养生功效 / 漏谷主要用于治疗胸部、腹部、大腿部、膝部、足踝部、脚趾部等经脉循行部位的组织和器官疾病，如腹胀、肠鸣、小便不利、下肢痿痹、湿痹不能行、带下、尿路感染等。

常用疗法 / ◎**灸法**：艾炷灸5～9壮，或艾条灸5～10分钟。

◎**按摩法**：以手指指腹或指间关节向下按压，并做圈状按摩。

标准定位 / 在小腿内侧，内踝尖上6寸，胫骨内侧缘后际。

穴位速取 / 取侧坐位，垂足，在小腿内侧，从内踝尖向上量2个4横指，胫骨内侧面后缘处（如图），按压有酸胀感。

地机

健脾渗湿，调经止带

国际编号
SP8

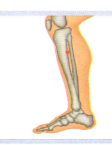

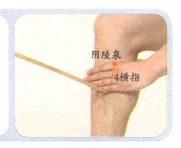

阴陵泉

4横指

养生功效 / 地机是足太阴脾经的郄穴，脾为统血之脏，脾不统血，则血不归经而渗入络外，导致便血、尿血、紫癜等慢性出血性病症。长期坚持按摩地机，对出血性病症有良效。此穴还可用于治疗由脾胃功能失调和水谷运化失职引起的腹痛、泄泻。

常用疗法 / ◎**灸法**：艾炷灸或温针灸3～5壮，或艾条灸5～10分钟。

◎**按摩法**：以手指指腹或指间关节向下按压，并做圈状按摩。

标准定位 / 在小腿内侧，阴陵泉下3寸，胫骨内侧缘后际。

穴位速取 / 取侧坐位，在小腿内侧，阴陵泉下4横指（3寸）处（如图），按压有酸胀感。

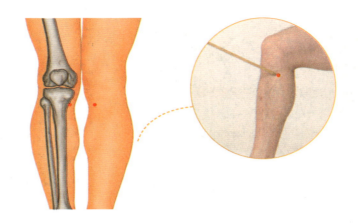

阴陵泉

健脾理气，通经活络

国际编号｜SP9

穴名释义 / "阴"，阴阳之阴；"陵"，山陵；"泉"，水泉。穴在胫骨内侧髁下缘凹陷中，如山陵之水泉，故名。

养生功效 / 按压阴陵泉可治疗膝痛、食欲不振。此外，此穴还可用于治疗白带异常、月经失调、更年期综合征，以及阳痿、尿路感染、腹痛等泌尿生殖系统疾病。

常用疗法 / ◎灸法：艾炷灸5～9壮，或艾条灸5～10分钟。

◎**按摩法：**以手指指腹或指间关节向下按压，并做圈状按摩。

标准定位 / 在小腿内侧，由胫骨内侧髁下缘与胫骨内侧缘形成的凹陷中。

穴位速取 / 1.取侧坐位，屈膝，在膝部内侧，胫骨内侧髁后下方，约与胫骨粗隆下缘齐平处（如图），按压有酸胀感。
2.取侧坐位，屈膝，用拇指沿胫骨内缘由下往上推，至拇指到膝关节下时，在胫骨向内上弯曲凹陷处。

穴位配伍

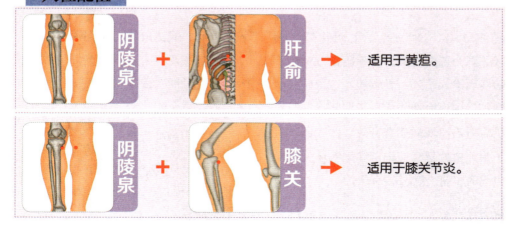

阴陵泉 + 肝俞 → 适用于黄疸。

阴陵泉 + 膝关 → 适用于膝关节炎。

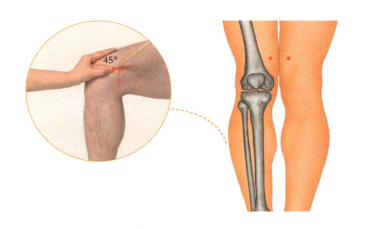

健脾化湿，调经统血

血海

穴名释义 / "血"，气血；"海"，百川之汇。穴为足太阴脾经脉气所发，气血归聚之海，故名。

养生功效 / 按压血海可以有效地促进血液循环，对治疗月经不调、痛经、下腹闷痛等妇科疾病有很好的疗效。此外，经常按压血海不仅可以使大腿肌肉结实，消除腿部水肿，对缓解贫血、湿疹、脚麻等都有效果；还可有效缓解更年期的各种症状，让女性愉快地度过更年期。

常用疗法 / ◎**灸法**：艾炷灸5～9壮或艾条灸5～10分钟。

◎**按摩法**：竖起拇指，手掌做覆盖膝盖状，以拇指指腹向下按压，并做圈状按摩。

标准定位 / 在股前内侧，髌底内侧端上2寸，股内侧肌隆起处。

穴位速取 / 取侧坐位，屈膝90°，用左手掌心对准右髌骨中央，手掌伏于膝盖上，拇指与其他4指约呈45°，在拇指尖端到达处（如图）。

穴位配伍

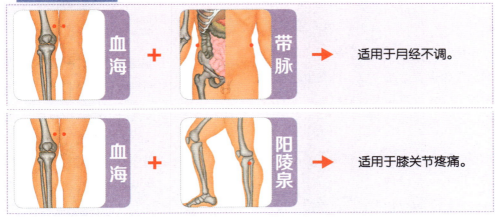

血海 ＋ 带脉 → 适用于月经不调。

血海 ＋ 阳陵泉 → 适用于膝关节疼痛。

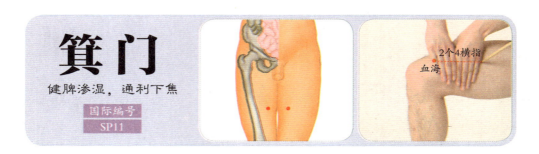

箕门

健脾渗湿，通利下焦

国际编号
SP11

养生功效 / 按压箕门对治疗泌尿生殖系统疾病有显著的疗效，如尿潴留、遗尿、遗精、阳痿、带下等。

常用疗法 / ◎**灸法：** 艾炷灸或温针灸3~5壮，或艾条灸5~10分钟。

◎**按摩法：** 以手指指腹或指间关节向下按压，并做圈状按摩。

标准定位 / 在股内侧，髌底内侧端与冲门的连线上1/3与下2/3交点，长收肌和缝匠肌交角的动脉搏动处。

穴位速取 / 1.取坐位，两腿微张开，于缝匠肌内侧缘，血海上2个4横指处（如图），按压有酸胀感。

2.取仰卧位，绷腿时股内肌的尾端，在血海上6寸处。

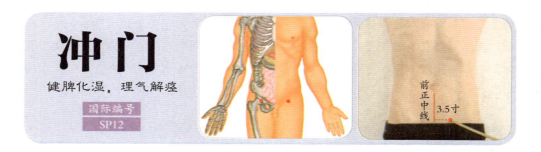

冲门

健脾化湿，理气解痉

国际编号
SP12

养生功效 / 冲门可用于治疗一般的妇科疾病，如痛经、崩漏、带下、子宫痉挛、乳腺炎等。此穴位于男女生殖器官附近，因此按压此穴对治疗男女生殖系统疾病有很好的疗效。

常用疗法 / ◎**灸法：** 温针灸3~5壮，或艾条灸5~10分钟。

◎**按摩法：** 以手指指腹按压穴位几秒钟后迅速移开，反复数次。

标准定位 / 在腹股沟，腹股沟斜纹中，髂外动脉搏动处的外侧。

穴位速取 / 1.取仰卧位，与耻骨联合上缘齐平，距前正中线3.5寸处（如图），按压有酸胀感。

2.取仰卧位，在曲骨旁开3.5寸处，按压有酸胀感。

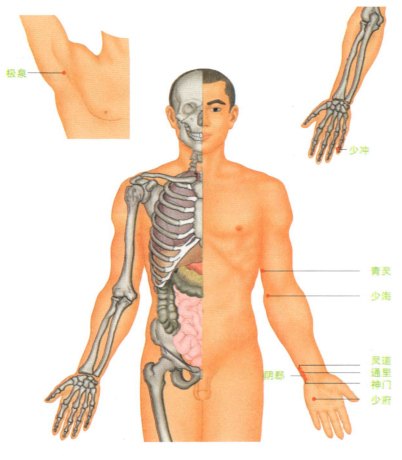

极泉

少冲

青灵
少海

灵道
通里
神门
阴郄
少府

第5章

手少阴心经

本经主治

本经腧穴常用于预防和缓解心血管疾病、精神疾病和本经脉所经部位的疾患。

穴位数量	18个
经络走向	起于腋窝的极泉，经手臂内侧，止于小指内侧的少冲。
穴位分布	分布在腋窝部、手臂内侧及手掌内侧。

极泉

宽胸宁心，活络止痛

国际编号
HT1

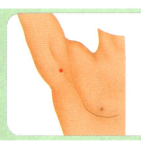

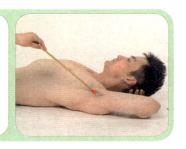

养生功效 / 按压极泉可以增强心脏功能，对于心脏病突然发作的患者，强压此穴有急救的功效。此穴也可用于胸闷、手肘酸痛、乳汁分泌不足等的调理。

常用疗法 / 按摩法：将4指置于肩头，以拇指按压穴位，用力宜轻。

标准定位 / 在腋窝中央，腋动脉搏动处。

穴位速取 / 1.屈肘，臂外展，手掌按于后枕，在腋窝中央有动脉搏动处（如图），按压有酸痛感。

2.取正坐位，一只手平伸，举臂向上，屈肘，掌心对着自己的头部，用另一只手的中指指尖按压对侧腋窝中央凹陷处，按压有酸痛感。

青灵

理气止痛，宽胸宁心

国际编号
HT2

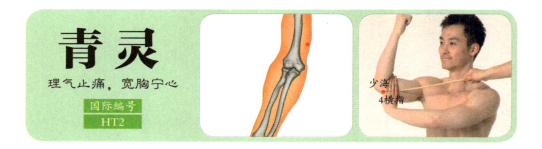

少海
4横指

养生功效 / 经常拍打、按揉青灵不仅能缓解神经性头痛、肩臂疼痛、肩胛及前臂肌肉痉挛等病症，还能治疗循环系统疾病，如心绞痛等。

常用疗法 / ◎灸法：艾炷灸或温针灸3~5壮，或艾条灸5~10分钟。

◎按摩法：以手指指腹或指间关节向下按压，并做圈状按摩。

标准定位 / 在臂内侧，肘横纹上3寸，肱二头肌的内侧沟中。

穴位速取 / 1.先取肘横纹尺侧端的少海，于少海4横指（3寸）处（如图），与极泉成直线位上。

2.屈肘，举臂，在极泉与少海连线的上2/3与下1/3交点处，肱二头肌的尺侧缘。

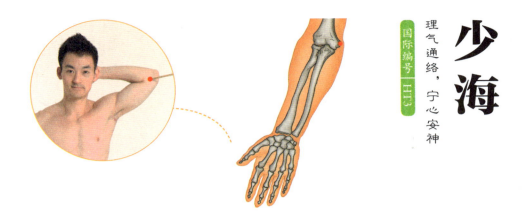

少海

国际编号 HT3

穴名释义 / "少"指手少阴心经；"海"，百川之汇。穴为手少阴心经脉气汇聚之处，脉气强盛犹如百川汇聚成海，故名。

养生功效 / 心属火，主一身之血脉，按压少海有清心安神、清热散结、舒筋活络之功效。经常按压少海不仅可以缓解前臂麻木、手指颤抖、肘关节疼痛、神经衰弱、头晕目眩、牙痛、胸痛、健忘，还能疏通肩膀与手臂的经络，改善手臂粗壮。另外，"心火有余则癫狂善笑"，泻少海可止狂乱。

常用疗法 / ◎灸法：艾炷灸3~5壮，或艾条灸5~10分钟。

◎按摩法：以手指指腹或指间关节向下按压，并做圈状按摩。

标准定位 / 在肘前内侧，横平肘横纹，肱骨内上髁前缘。

穴位速取 / 屈肘，举臂，以手抱头，在肘内侧横纹尽头处（如图），按压有酸胀感。

穴位配伍

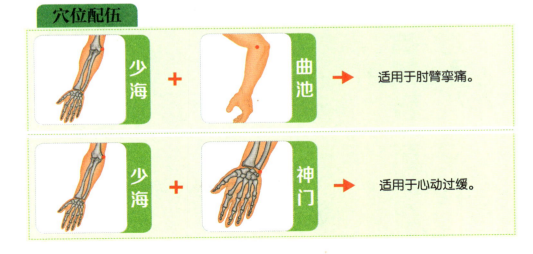

少海 + 曲池 → 适用于肘臂挛痛。

少海 + 神门 → 适用于心动过缓。

灵道

宁心安神，活血通络

国际编号 HT4

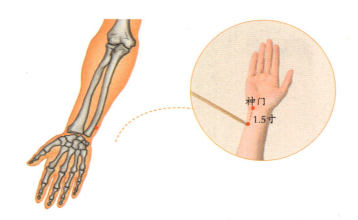

神门

1.5寸

穴名释义／ "灵"为心灵之毅力；"道"指道路，为经穴之常道。穴为心灵出入的道路，手指相握依赖的是心意之灵，力到即能握物，故名。

养生功效／ 灵道除用于治疗心脏疾病外，还可用于治疗神志疾病。心开窍于舌，故刺激此穴能开郁泻火，达到开喑的效果。此外，针刺此穴对心动过速、期前收缩及房颤有一定疗效，可增强心肌收缩力、调节心率及血管的舒缩功能等。

常用疗法／ ◎灸法：艾炷灸1~3壮，或艾条灸5~10分钟。

◎按摩法：以手指指腹或指间关节向下按压，并做圈状按摩。

标准定位／ 在前臂前内侧，腕掌侧远端横纹上1.5寸，尺侧腕屈肌腱的桡侧缘。

穴位速取／ 仰掌，在尺侧腕屈肌腱的桡侧缘，神门上1.5寸处（如图）。

穴位配伍

灵道 ＋ 内关 ➔ 适用于胸痹。

灵道 ＋ 天突 ➔ 适用于暴喑不能言。

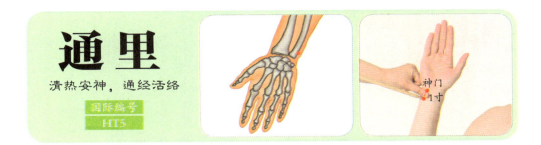

通里

清热安神，通经活络

国际编号 HT5

养生功效 按压通里可缓解头痛目眩、心悸怔忡、月经量多、扁桃体炎、心绞痛、神经衰弱、子宫内膜炎等。

常用疗法 ◎**灸法**：艾炷灸1~3壮，或艾条灸5~10分钟。

◎**按摩法**：以手指指腹或指间关节向下按压，并做圈状按摩。

标准定位 在前臂前内侧，腕掌侧远端横纹上1寸，尺侧腕屈肌腱的桡侧缘。

穴位速取 1.取坐位，仰掌，在尺侧腕屈肌腱的桡侧缘，神门上1寸处（如图）。2.仰掌，平尺骨头中部，在尺侧腕屈肌腱的桡侧缘。

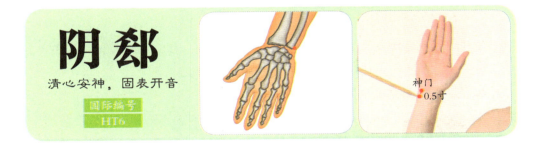

阴郄

清心安神，固表开音

国际编号 HT6

养生功效 常按压阴郄可以预防或治疗心脏疾病，如心律失常、心绞痛等。心主血，血汗同源，故汗为心液，对于阴虚火旺引起的盗汗、潮热、梦多、惊悸，针刺此穴有较好的疗效。

常用疗法 ◎**灸法**：间接灸3~5壮，或艾条灸5~10分钟。

◎**按摩法**：以手指指腹或指间关节向下按压，并做圈状按摩。

标准定位 在前臂前内侧，腕掌侧远端横纹上0.5寸，尺侧腕屈肌腱的桡侧缘。

穴位速取 仰掌，在尺侧腕屈肌腱的桡侧缘，神门上0.5寸处（如图）。

神门

宁心安神，通经活络

国际编号 HT7

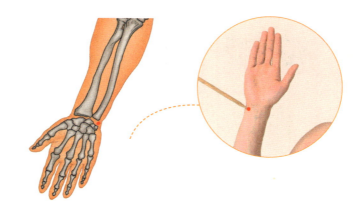

穴名释义 / "神"，心神，神明；"门"，门户。心藏神，穴为心气出入之门户，故名。

养生功效 / 按压神门可改善心律失常，以及因焦虑、更年期综合征引起的心悸。另外，按压此穴也可缓解食欲不振、手臂酸麻疼痛、关节痛、眼部疲劳、失眠、困倦等症状。

常用疗法 / ◎**灸法**：艾炷灸1～3壮，或艾条灸5～15分钟。
◎**按摩法**：以手指指腹或指间关节向下按压约30秒钟。

标准定位 / 在腕前内侧，腕掌侧远端横纹尺侧端，尺侧腕屈肌腱的桡侧缘。

穴位速取 / 仰掌，在腕骨后缘，尺侧腕屈肌的桡侧，在掌后第1横纹上（如图），按压有酸痛感。

穴位配伍

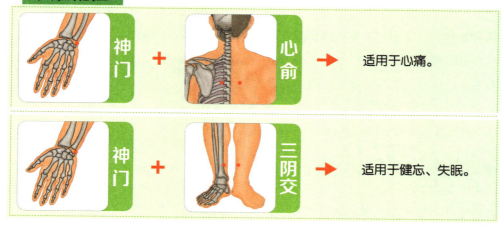

神门 + 心俞 → 适用于心痛。

神门 + 三阴交 → 适用于健忘、失眠。

46

少府

清心泻火，理气活络

国际编号
HT8

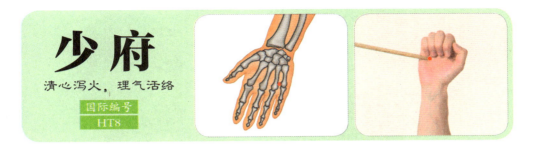

养生功效 / 少府主要用于心脏疾病的治疗，如风湿性心脏病、心悸、心律失常、心绞痛等。此穴能通达心、肾，缓解两经抑郁之气，所以可以用于调理女性的泌尿生殖系统疾病，如排尿困难、月经不调等。长期按压此穴，还对缓解前臂神经麻痛、手指酸痛有很好的效果。

常用疗法 / ◎**灸法**：艾炷灸3～5壮，或艾条灸5～10分钟。

◎**按摩法**：以手指指腹向下按压。

标准定位 / 在手掌，横平第5掌指关节近端，第4、5掌骨之间。

穴位速取 / 仰掌，手掌握拳，手指屈向掌心横纹，在小指指尖所指处（如图），按压有酸痛感。

少冲

清热息风，醒神开窍

国际编号
HT9

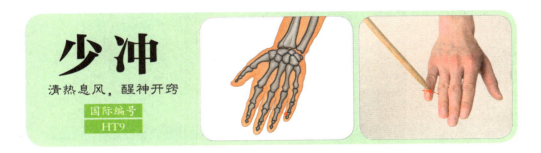

养生功效 / 少冲放血常用于心脏疾病的急救，有醒脑安神的作用，对脑卒中、胸闷、心悸、心痛的治疗效果显著，能够缓解头部充血、手臂疼痛。若有人突然中风，牙关紧闭，不省人事，则可掐按病人的少冲，从而起到疏通气血、回厥的作用。

常用疗法 / ◎**灸法**：艾炷灸3～5壮，或艾条灸5～10分钟。

◎**按摩法**：以手指指尖或棒状物压迫穴位，或用拇指和食指捏住小指两侧，向指甲方向稍用力揉捏，间接刺激穴位。

标准定位 / 在手指，小指末节桡侧，指甲根角侧上方0.1寸（指寸）。

穴位速取 / 俯掌，伸指，在手小指指甲基底缘与小指桡侧缘两引线（掌背交界线）的交点处（如图）。

第6章

手太阳小肠经

SHOU TAI YANG XIAO CHANG JING

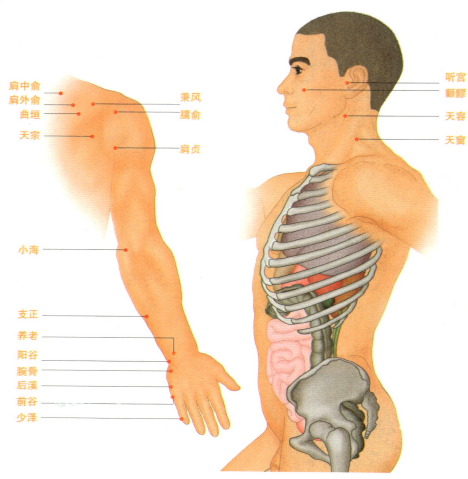

肩中俞
肩外俞
曲垣
天宗

秉风
臑俞
肩贞

小海

支正
养老
阳谷
腕骨
后溪
前谷
少泽

听宫
颧髎
天容
天窗

本经主治

本经腧穴主要用于预防和缓解五官疾病与颈肩部、掌部疾病，以及本经脉所经部位的疾患。

穴位数量	38个
经络走向	起于手小指少泽，从手臂外侧到颈部，止于面部的听宫。
穴位分布	分布于上肢、肩颈部及头部。

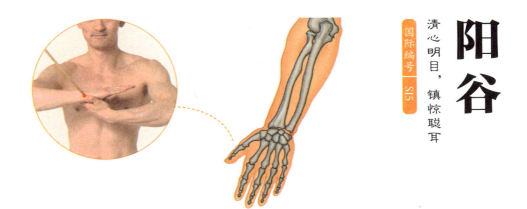

阳谷

清心明目，镇惊聪耳

穴名释义 / "阳"指阴阳之阳；"谷"指山谷。穴在手外侧三角骨与尺骨茎突之间的凹陷中，其外形如山谷，故名。

养生功效 / 按压阳谷可以疏通经络，调和营卫，使气血顺畅运行，能够促进人体的新陈代谢，协调脏腑功能，有效提高身体免疫力。此穴还可用于缓解手腕部疼痛、头痛、牙痛、手臂无力、耳鸣等。此外，按压此穴对于肠胃的各种不适症状也有显著的改善作用。

常用疗法 / ◎**灸法**：艾炷灸3～5壮，或艾条灸5～15分钟。

◎**按摩法**：以手指指腹或指间关节向下按压，并做圈状按摩。

标准定位 / 在腕后内侧，尺骨茎突与三角骨之间的凹陷中。

穴位速取 / 屈肘，掌心向下，由腕骨向腕部推，相隔一骨（三角骨）的凹陷处（如图）。

穴位配伍

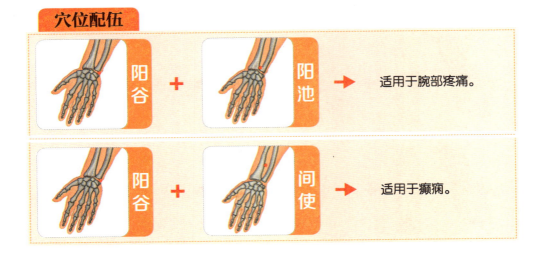

阳谷 + 阳池 → 适用于腕部疼痛。

阳谷 + 间使 → 适用于癫痫。

养老

明目清热，通经活络

国际编号 | SI6

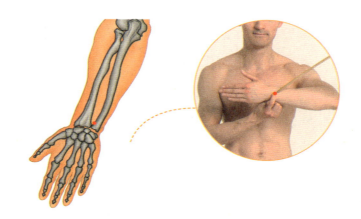

穴名释义 / "养老"，奉养老人。此穴可用于治疗老年疾病，为调理老年疾病的要穴，故名。

养生功效 / 养老属于手太阳小肠经，小肠能吸收水谷，转化为人体可吸收的营养精华，以养身、防衰老。坚持按压此穴不仅可缓解手指及腕关节的红肿疼痛，还对视力模糊、视力减退、落枕、腰痛、肩背肘酸痛有治疗功效。如果有尿频、不耐久坐、上下楼梯不利落等症状，可通过按压此穴来改善。

常用疗法 / ◎灸法：艾炷灸3~5壮，或艾条灸5~15分钟。

◎按摩法：以手指指腹或指间关节向下按压，并做圈状按摩。

标准定位 / 在前臂后侧，腕背横纹上1寸，尺骨头桡侧凹陷中。

穴位速取 / 取正坐位，掌心向下，先用另一只手的手指按在尺骨头的最高点上，然后掌心转向胸部，在手指滑入的骨缝中（如图）。

穴位配伍

| 养老 | + | 夹脊 | → | 适用于颈椎病。 |

| 养老 | + | 水沟 | → | 适用于急性腰扭伤。 |

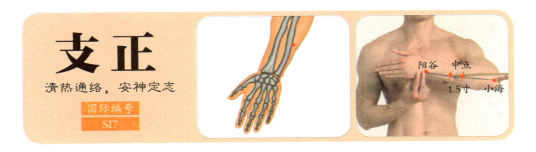

支正

清热通络，安神定志

国际编号
SI7

养生功效 / 支正是手太阳小肠经的络穴，按压此穴可改善头痛、项强、十二指肠溃疡、肘部酸痛、糖尿病等。小肠与心相表里，手太阳小肠经络又由支正别走手少阴心经，故除用于本经病证外，此穴还可用于缓解神志疾病，如癫狂、神经衰弱等。

常用疗法 / ◎灸法：艾炷灸3~5壮，或艾条灸5~15分钟。

◎**按摩法：**以手指指腹或指间关节向下按压，并做圈状按摩。

标准定位 / 在前臂外侧，腕背侧远端横纹上5寸，尺骨尺侧与尺侧腕屈肌之间。

穴位速取 / 取正坐位，掌心向胸，找到阳谷与小海连线的中点，再向下量1.5寸（拇指）处（如图）。

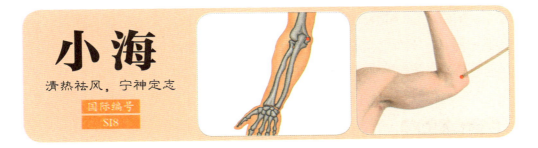

小海

清热祛风，宁神定志

国际编号
SI8

养生功效 / 若小肠吸收营养不良、患有造血功能障碍及贫血等疾病，则可以通过按压小海得到改善。长期按压此穴，对肩、肱、肘、臂等部位的肌肉痉挛等也有调理和保健作用。

常用疗法 / ◎灸法：艾炷灸或温针灸3~5壮，或艾条灸5~15分钟。

◎**按摩法：**以手指指腹或指间关节向下按压，并做圈状按摩。

标准定位 / 在肘后内侧，尺骨鹰嘴（即肘尖）与肱骨内上髁之间凹陷中。

穴位速取 / 屈肘，举臂，平肘横纹，在尺骨鹰嘴与肱骨内上髁之间（如图），用手指弹敲该部位时，有麻感直达小指。

肩贞

清头聪耳，通经活络

国际编号 SI9

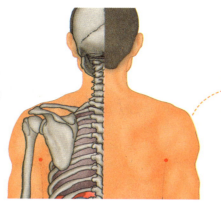

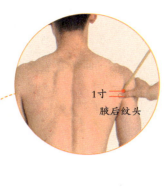

1寸
腋后纹头

穴名释义 / "肩"，肩部；"贞"，正，表示中央的意思。穴在肩后纹头端，当后肩正中，故名。

养生功效 / 肩贞主要用于治疗肩部疾患，针刺此穴能驱邪气、扶正气，达到祛风止痛、疏利关节的效果。长期按压此穴不仅可改善双肩血脉运行不畅，还可缓解肩周炎引起的肌肉僵硬、肩膀疼痛等不适症状。另外，此穴还可用于治疗耳鸣、项痛等经脉所过处的疾患，尤其当手臂疼痛到无法举高时，稍微揉压此穴，疼痛可减轻。

常用疗法 / ◎灸法：温针灸3～5壮，或艾条灸5～15分钟。

◎按摩法：以手指指腹或指间关节向下按压，并做圈状按摩。

标准定位 / 在肩带部，肩关节后下方，腋后纹头直上1寸。

穴位速取 / 臂内收时，腋后纹头直上1寸，三角肌后缘处（如图），按压有酸胀感。

穴位配伍

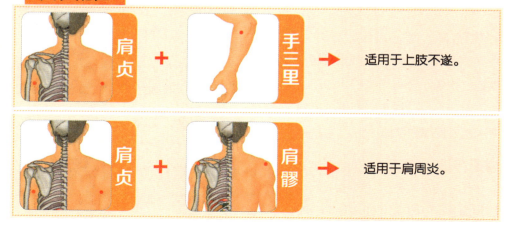

肩贞 + 手三里 → 适用于上肢不遂。

肩贞 + 肩髎 → 适用于肩周炎。

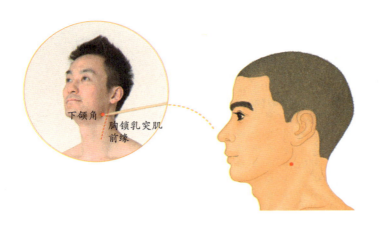

下颌角
胸锁乳突肌前缘

天容

国际编号 SI17

聪耳利咽，清热降逆

穴名释义 / "天"，天空，上部；"容"，包容，容盛，引申为包含。许多经脉气血都需经此穴才能灌注到脸部，故名。

养生功效 / 天容常用于治疗颈部疾病，如颈部僵硬和酸痛、颈部转动困难、落枕，以及耳鸣、重听、胸闷、胸痛、喉咙痛等。此外，天容还可用于促进血液循环，紧致颈部肌肤。

常用疗法 / ◎灸法：艾炷灸1~3壮，或艾条灸5~15分钟。

◎按摩法：以手指指腹或指间关节向下按压，并做圈状按摩。

标准定位 / 在颈前部，下颌角后方，胸锁乳突肌的前缘凹陷中。

穴位速取 / 取侧坐位，头转向对侧，在颈前部，平下颌角，胸锁乳突肌的前缘凹陷中（如图），按压有酸痛感。

穴位配伍

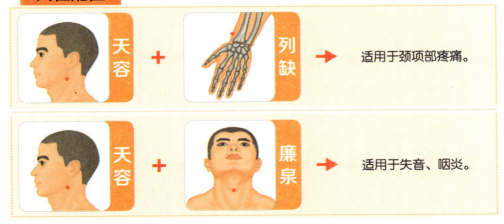

天容 + 列缺 → 适用于颈项部疼痛。

天容 + 廉泉 → 适用于失音、咽炎。

颧髎

清热消肿，祛风止痛

国际编号｜SI18

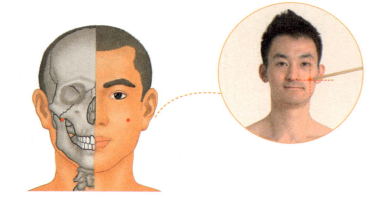

穴名释义 / "颧"，颧部；"髎"，骨隙。从字面上可知穴在颧骨下缘凹陷处，故名。

养生功效 / 按压颧髎可缓解牙痛，改善黑眼圈、眼睛疲劳、眼睑浮肿。由于此穴位处有神经经过，因此按压此穴对治疗面部痉挛、三叉神经痛、口眼歪斜的效果良好。此外，按压此穴还有让肌肤变润滑、紧致的功效，以及可以减少皱纹的产生。

常用疗法 / ◎灸法：艾炷灸1～3壮，或艾条灸5～15分钟。

◎按摩法：以手指指腹或指间关节向下按压，并做圈状按摩。按压时朝颧骨方向施力。

标准定位 / 在面部，颧骨下缘，目外眦直下凹陷中。

穴位速取 / 1.取侧坐位，在颧骨下缘水平线与目外眦垂线的交点处（如图），约与迎香同高，按压有明显酸胀感。
2.取侧坐位，在面部，颧骨最高点下缘可触及凹陷处，按压有明显酸胀感。

穴位配伍

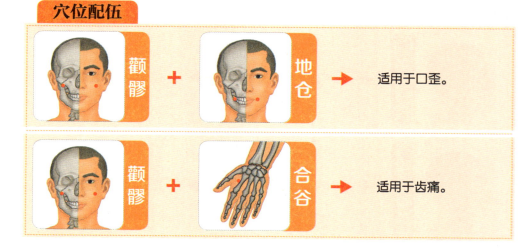

颧髎 ＋ 地仓 → 适用于口歪。

颧髎 ＋ 合谷 → 适用于齿痛。

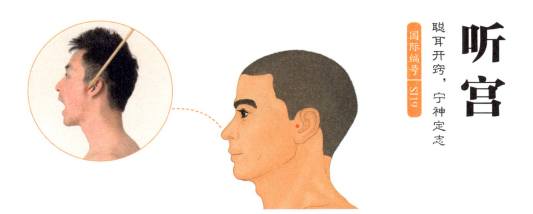

国际编号 | SI19

聪耳开窍，宁神定志

听宫

穴名释义 / "宫"，五音之首，指位于耳部的穴位。听宫又名"多闻"，意思是此穴气血流入的部位为空洞，产生的回声既响又长。

养生功效 / 刺激听宫可以增强听力，因此此穴主要用于预防和缓解与耳部有关的疾病，如耳鸣、耳聋、中耳炎、外耳道炎等，同时，按压此穴对头痛、眩晕、视力减退、记忆力减退也有治疗效果。

常用疗法 / ◎灸法：艾炷灸或温针灸 3~5壮，艾条灸5~15分钟。

◎**按摩法**：以手指指腹或指间关节向下按压，并做圈状按摩。

标准定位 / 在面部，耳屏正中与下颌骨髁状突之间的凹陷中。

穴位速取 / 取侧坐位，微张口，在面部，耳屏前，下颌骨髁状突的后方凹陷处，按压有酸胀感（如图）。

穴位配伍

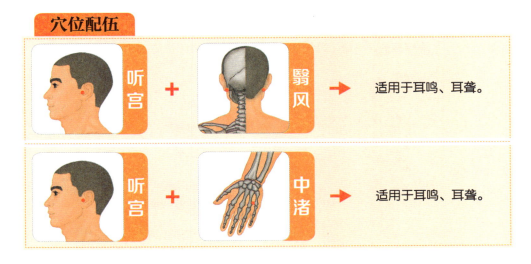

听宫 + 翳风 → 适用于耳鸣、耳聋。

听宫 + 中渚 → 适用于耳鸣、耳聋。

第7章

足太阳膀胱经

ZU TAI YANG PANG GUANG JING

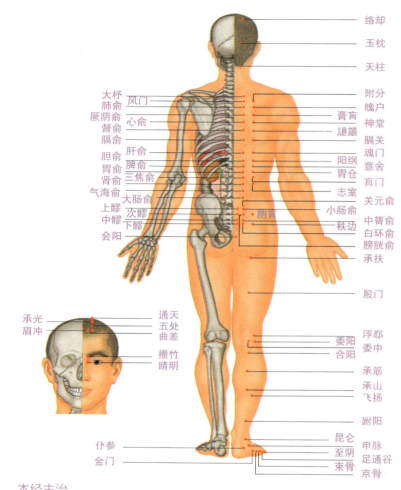

络却
玉枕
天柱
附分
魄户
膏肓
神堂
譩譆
膈关
魂门
阳纲
意舍
胃仓
肓门
志室
关元俞
小肠俞
中膂俞
白环俞
秩边
膀胱俞
承扶
殷门
浮郄
委阳
委中
合阳
承筋
承山
飞扬
跗阳
昆仑
申脉
至阴
足通谷
束骨
京骨

大杼
肺俞
厥阴俞
督俞
膈俞
风门
心俞
肝俞
胆俞
胃俞
肾俞
脾俞
三焦俞
气海俞
上髎
中髎
会阳
大肠俞
次髎
下髎
胞肓

承光
眉冲
通天
处
五处
曲差
攒竹
睛明

仆参
金门

本经主治

本经腧穴主要用于预防和改善呼吸系统疾病、心血管系统疾病、消化系统疾病、泌尿生殖系统疾病和本经脉所经部位的疾患。

穴位数量	134个
经络走向	起于睛明，经头顶、颈椎，直下至小脚趾外侧的至阴。
穴位分布	分布于头面部、颈背、腰部、下肢。

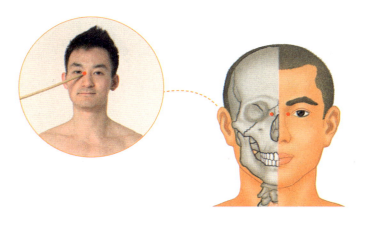

明目退翳，祛风清热

睛明

穴名释义 / "睛"，眼睛、眼珠；"明"，明亮。穴在眼眶内侧的边缘，具有明目的功效，善治眼病，故名。

养生功效 / 睛明是调理眼部疾病的重要穴位，按压此穴可以消除眼部疲劳、充血，治疗近视、视神经萎缩、青光眼、结膜炎，也可淡化黑眼圈及改善"泡泡眼"。此外，此穴也可用于缓解急性腰痛、坐骨神经痛等症状。

常用疗法 / **按摩法：**按摩时最好闭上眼睛，以拇指和食指指腹同时向内、向上方按压，力度适中，以免损伤眼睛。

标准定位 / 在面部，目内眦内上方眶内侧壁凹陷中。

穴位速取 / 取正坐位，目视前方，在内侧眼角稍上方，轻轻按压有凹陷处（如图），按压有酸胀感。

穴位配伍

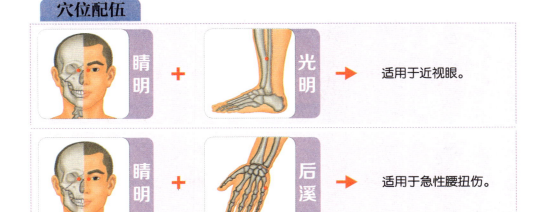

睛明 + 光明 → 适用于近视眼。

睛明 + 后溪 → 适用于急性腰扭伤。

攒竹

清热散风，活络明目

国际编号 BL2

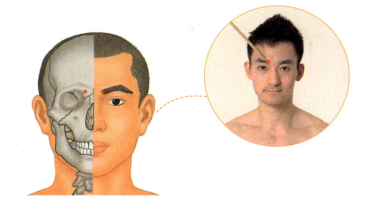

穴名释义 / "攒"表示簇聚的意思；"竹"，竹子，形容眉毛。穴在眉头凹陷中，眉毛丛生，犹如竹子簇聚在一起，故名。

养生功效 / 按压攒竹对急性腰扭伤有良好的缓解效果，此外，按压此穴还可以改善眼袋浮肿，紧实脸部肌肤，消除眼部疲劳，缓解高血压、结膜炎等引发的不适症状。

常用疗法 / **按摩法：** 用两手拇指指腹揉按两侧的攒竹，每次30～50次。

标准定位 / 在面部，眉头凹陷中，额切迹处。

穴位速取 / 1.取正坐位，或仰卧位，在眉头边缘，眉毛约0.1寸处（如图）。
2.取正坐位，眉头凹陷中，约在目内眦直上，按压有酸胀感。

穴位配伍

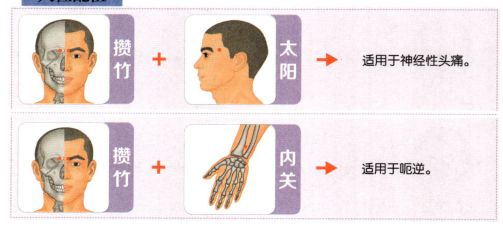

攒竹 + 太阳 → 适用于神经性头痛。

攒竹 + 内关 → 适用于呃逆。

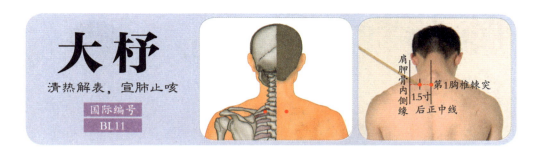

大杼

清热解表，宣肺止咳

国际编号
BL11

养生功效 / 按压大杼可以改善发热、咳嗽、气喘、胸闷、鼻塞、流鼻涕、喉咙肿痛、肩胛酸痛、颈部僵硬疼痛等。

常用疗法 / ◎灸法：艾炷灸3～5壮或艾条灸5～10分钟。

◎按摩法：以手指指腹或指间关节向下按压，并做圈状按摩。

标准定位 / 在背部，第1胸椎棘突下，后正中线旁开1.5寸。

穴位速取 / 取坐位，由颈背交界处椎骨的最高点（第7颈椎棘突）向下数1个椎体棘突（第1胸椎棘突），过该棘突下缘引一垂线，再从肩胛骨内侧缘引一垂线，两条垂线之间距离的中点处（如图），按压有酸胀感。

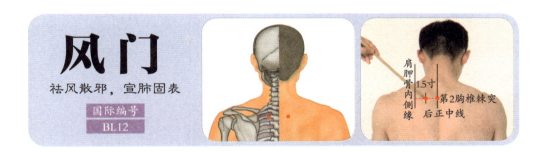

风门

祛风散邪，宣肺固表

国际编号
BL12

养生功效 / 风门为调理初期感冒的重要穴位，按压此穴可增强抵抗力，预防感冒，并缓解头痛、肩颈酸痛、胸背痛等。

常用疗法 / ◎灸法：艾炷灸3～5壮或艾条灸5～10分钟。

◎按摩法：以手指指腹或指间关节向下按压，并做圈状按摩。

标准定位 / 在背部，第2胸椎棘突下，后正中线旁开1.5寸。

穴位速取 / 取坐位，由颈背交界处椎骨的最高点（第7颈椎棘突）向下数2个椎体棘突（第2胸椎棘突），过该棘突下缘引一垂线，再从肩胛骨内侧缘引一垂线，两条垂线之间距离的中点处（如图），按压有酸胀感。

肺俞

解表宣肺，止咳平喘

国际编号｜BL13

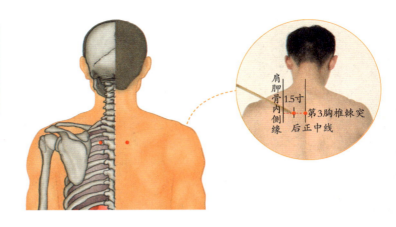

肩胛骨内侧缘　1.5寸　第3胸椎棘突　后正中线

穴名释义 / "肺"，肺脏；"俞"，输注。穴为肺脏之气输注部位，故名。

养生功效 / 肺俞常用于预防和缓解肺系病证及慢性疾病。当内脏有疾病时，按压此穴常会感觉酸痛。此穴还常用于缓解咳嗽、气喘等肺系病证，按压此穴可以改善腰酸背痛、虚寒、发热、感冒、糖尿病、疲劳、盗汗、咳嗽等。

常用疗法 / ◎**灸法**：艾炷灸或温针灸3~5壮，或艾条灸5~10分钟。

◎**按摩法**：以手指指腹或指间关节向下按压，并做圈状按摩。

标准定位 / 在背部，第3胸椎棘突下，后正中线旁开1.5寸。

穴位速取 / 取坐位，由颈背交界处椎骨的最高点（第7颈椎棘突）向下数3个椎体棘突（第3胸椎棘突），过该棘突下缘引一垂线，再从肩胛骨内侧缘过该棘突下缘引一垂线，两条垂线之间距离的中点处（如图），按压有酸胀感。

穴位配伍

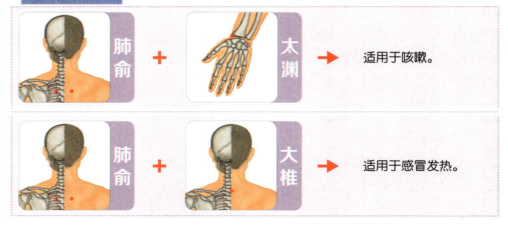

肺俞 + 太渊 → 适用于咳嗽。

肺俞 + 大椎 → 适用于感冒发热。

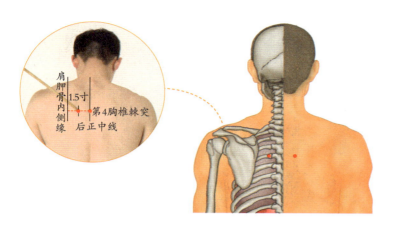

肩胛骨内侧缘
1.5寸
第4胸椎棘突
后正中线

宁心安神，宽胸理气

厥阴俞

穴名释义 / "厥阴"，心包；"俞"，输注。穴为心包气血之气输注部位，故名。

养生功效 / 厥阴俞常用于治疗心脏疾病、呼吸系统疾病。对于咳嗽、急喘、虚寒证、呕吐、胸闷、牙痛、心痛及心悸等症状，通过按压此穴可减轻不适感。另外，按压此穴对精神紧张也有疗效。

常用疗法 / ◎灸法：艾炷灸3～5壮，或艾条灸5～10分钟。

◎**按摩法**：将手指并拢，以指尖轻轻刺激穴位，也可用拇指指腹稍微用力揉压穴位，达到促进血液循环的效果。

标准定位 / 在背部，第4胸椎棘突下，后正中线旁开1.5寸。

穴位速取 / 取坐位，两肩胛骨下角水平线与后正中线相交所在的椎体为第7胸椎，向上数3个椎体棘突（第4胸椎棘突），过该棘突下缘引一垂线，再从肩胛骨内侧缘引一垂线，两条垂线之间距离的中点处（如图）。

穴位配伍

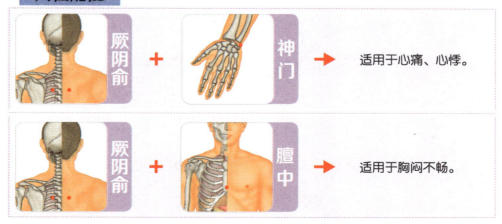

厥阴俞 + 神门 → 适用于心痛、心悸。

厥阴俞 + 膻中 → 适用于胸闷不畅。

心俞

宽胸理气，宁心安神

国际编号 BL15

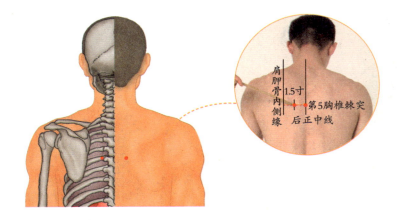

肩胛骨内侧缘　1.5寸　第5胸椎棘突　后正中线

穴名释义 / "心"，心脏；"俞"，输注。穴为心脏气血之气输注足太阳膀胱经的重要部位，故名。

养生功效 / 心俞是治疗心血管疾病及精神疾病的重要穴位。对于心悸、胸闷、头晕、心绞痛、失眠、神经衰弱、健忘，以及肠胃不适、咳嗽、气喘等症状，通过按压此穴可缓解不适感。

常用疗法 / ◎**灸法**：艾炷灸3～5壮或艾条灸5～10分钟。

◎**按摩法**：以两手拇指指腹稍用力按压

穴位。

标准定位 / 在背部，第5胸椎棘突下，后正中线旁开1.5寸。

穴位速取 / 取坐位，两肩胛骨下角水平线与后正中线相交所在的椎体为第7胸椎，向上数2个椎体棘突（第5胸椎棘突），过该棘突下缘引一垂线，再从肩胛骨内侧缘引一垂线，两条垂线之间距离的中点处（如图），按压有酸胀感。

穴位配伍

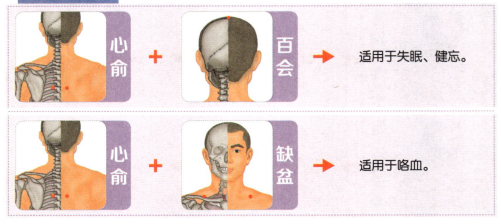

心俞 + 百会 → 适用于失眠、健忘。

心俞 + 缺盆 → 适用于咯血。

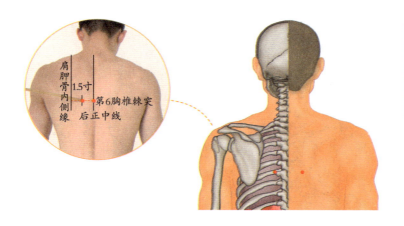

宽胸理气，消肿止痛

督俞

穴名释义 / "督"，督脉；"俞"，输注。穴为督脉之气输注部位，故名。

养生功效 / 督俞可用于治疗循环系统疾病，如冠心病、心绞痛、心动过速等。此外，长期按压此穴，对胃痛、腹痛、咳嗽、气喘、皮肤瘙痒等也有很好的改善效果。

常用疗法 / ◎**灸法**：艾炷灸3～5壮，或艾条灸5～10分钟。

◎**按摩法**：以手指指腹或指间关节向下按压穴位，并做圈状按摩。每次按压4～5次。

标准定位 / 在背部，第6胸椎棘突下，后正中线旁开1.5寸。

穴位速取 / 取坐位，两肩胛骨下角水平线与后正中线相交所在的椎体为第7胸椎，向上数1个椎体棘突（第6胸椎棘突），过该棘突下缘引一垂线，再从肩胛骨内侧缘引一垂线，两条垂线之间距离的中点处（如图），按压有酸胀感。

穴位配伍

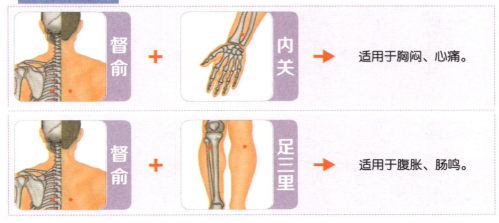

督俞 + 内关 → 适用于胸闷、心痛。

督俞 + 足三里 → 适用于腹胀、肠鸣。

膈俞

宽胸降逆，和血止血

国际编号 BL17

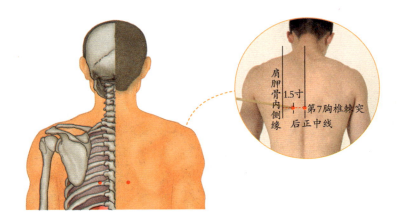

肩胛骨内侧缘　1.5寸　第7胸椎棘突
后正中线

穴名释义 / "膈"，膈肌，又有不通的含义；"俞"，输注。穴为膈气输注于后背体表的部位，故名。

养生功效 / 膈俞是缓解吐血、便血等出血类疾病的重要穴位。此穴位于背部，邻近横膈膜，所以按压此穴可以治疗膈肌疾病。此外，按压此穴对胃痛、胃胀、咳嗽、气喘、心绞痛等消化系统、呼吸系统、循环系统疾病有治疗效果。

常用疗法 / ◎灸法：艾炷灸3~5壮，或艾条灸5~10分钟。

◎**按摩法：** 以手指指腹或指间关节向下按压，并做圈状按摩。

标准定位 / 在背部，第7胸椎棘突下，后正中线旁开1.5寸。

穴位速取 / 取坐位，两肩胛骨下角水平线与后正中线相交所在的椎体为第7胸椎，过其棘突下缘引一垂线，再从肩胛骨内侧缘引一垂线，两条垂线之间距离的中点处（如图），按压有酸胀感。

穴位配伍

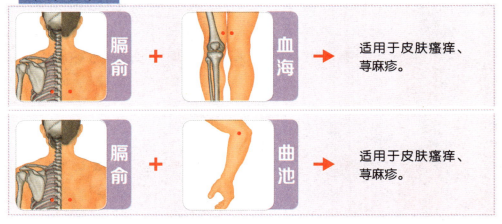

膈俞 + 血海 → 适用于皮肤瘙痒、荨麻疹。

膈俞 + 曲池 → 适用于皮肤瘙痒、荨麻疹。

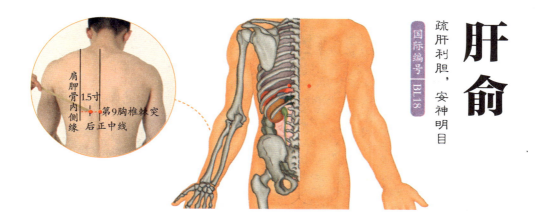

肝俞

疏肝利胆，安神明目

国际编号 | BL18

肩胛骨内侧缘　1.5寸　第9胸椎棘突　后正中线

穴名释义 / "肝"，肝脏；"俞"，输注。穴位于背脊间，是肝脏气血输注于后背体表的部位，故名。

养生功效 / 按压肝俞可以清肝明目、调理气血、安定心神，对肝炎、胆囊炎、胸痛、胃痛、眩晕等有不错的调理功效，还可改善失眠、体质衰弱、肌肉抽筋、食欲不振等。此外，坚持按压此穴还能调节内脏器官功能，增强机体代谢功能和免疫力。

常用疗法 / ◎**灸法**：艾炷灸3~5壮，或艾条灸5~10分钟。

◎**按摩法**：以手指指腹或指间关节向下按压，并做圈状按摩。

标准定位 / 在背部，第9胸椎棘突下，后正中线旁开1.5寸。

穴位速取 / 取坐位，两肩胛骨下角水平线与后正中线相交所在的椎体为第7胸椎，向下数2个椎体棘突（第9胸椎棘突），过该棘突下缘引一垂线，再从肩胛骨内侧缘引一垂线，两条垂线之间距离的中点处（如图），按压有酸胀感。

穴位配伍

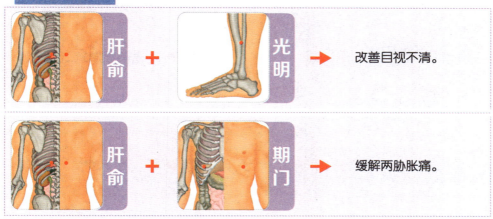

肝俞　＋　光明　➡　改善目视不清。

肝俞　＋　期门　➡　缓解两胁胀痛。

三焦俞

调理三焦，健脾利水

国际编号 | BL22

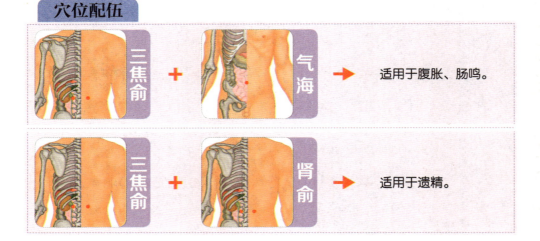

肩胛骨内侧缘　1.5寸　第1腰椎棘突　后正中线

穴名释义 / "三焦"，三焦腑；"俞"，输注。穴为三焦气血输注于后背体表的部位，故名。

养生功效 / 按压三焦俞可以调理肠鸣、消化不良、腹胀、腹痛、腰酸背痛、四肢肿胀、颜面浮肿等，同时还有瘦腰的功效。此外，三焦俞也是治疗糖尿病的重要穴位之一，按压此穴可以促进胰岛素分泌，可作为糖尿病常规用药外的辅助治疗。

常用疗法 / ◎**灸法**：艾炷灸或温针灸3~5壮，或艾条灸5~10分钟。

◎**按摩法**：两手掌撑住腰部，以拇指指腹用力向下按压。

标准定位 / 在腰部，第1腰椎棘突下，后正中线旁开1.5寸。

穴位速取 / 取坐位，两髂嵴高点的水平连线与后正中线相交所在的椎体为第4腰椎，向上数3个椎体棘突（第1腰椎棘突），过该棘突下缘引一垂线，再从肩胛骨内侧缘引一垂线，两条垂线之间距离的中点处（如图）。

穴位配伍

三焦俞 ＋ 气海 ➡ 适用于腹胀、肠鸣。

三焦俞 ＋ 肾俞 ➡ 适用于遗精。

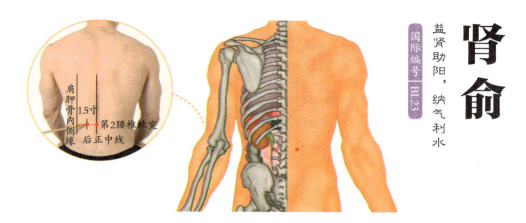

益肾助阳，纳气利水

肾俞

穴名释义 / "肾"，肾脏；"俞"，输注。穴为肾脏气血输注于后背体表的部位，故名。

养生功效 / 肾俞常用于改善泌尿生殖系统疾病，如男性遗精、早泄，女性月经失调、痛经、白带异常、子宫脱垂等。肾脏的另一功能为调节水液代谢，所以按压此穴还可消除水肿。此外，此穴还可用于缓解疲劳、腰酸背痛、下肢无力、腹胀、肠鸣、坐骨神经痛等症状。

常用疗法 / ◎**灸法**：艾炷灸3~5壮，或艾条灸5~10分钟。

◎**按摩法**：双手叉腰，以拇指指腹用力向下按压。

标准定位 / 在腰部，第2腰椎棘突下，后正中线旁开1.5寸。

穴位速取 / 取坐位，两髂嵴高点的水平连线与后正中线相交所在的椎体为第4腰椎，向上数2个椎体棘突（第2腰椎棘突），过该棘突下缘引一垂线，再从肩胛骨内侧缘引一垂线，两条垂线之间距离的中点处（如图）。

穴位配伍

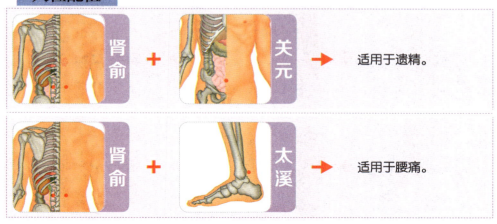

肾俞 + 关元 → 适用于遗精。

肾俞 + 太溪 → 适用于腰痛。

气海俞

补肾益气，调经止痛

国际编号 BL24

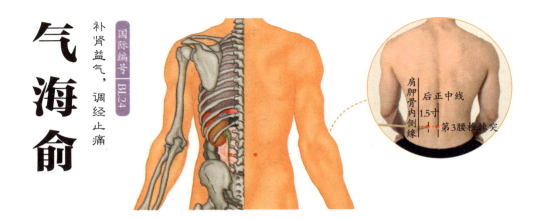

肩胛骨内侧缘
后正中线
1.5寸
第3腰椎棘突

穴名释义 / "气海"，元气之海；"俞"，输注。穴为人身阳气输注于后背体表的部位，故名。

养生功效 / 补肾益气，强壮腰背，调经止痛。按压气海俞可以治疗各种气病，还可以治疗腹胀、肠鸣等疾病，同时对痛经、腰痛、遗精、阳痿及坐骨神经痛、脑血管疾病后遗症等也有一定的调理功效。

常用疗法 / ◎灸法：艾炷灸3～5壮，或艾条灸5～10分钟。

◎**按摩法：** 以手指指腹或指间关节向下按压，并做圈状按摩。

标准定位 / 在腰部，第3腰椎棘突下，后正中线旁开1.5寸。

穴位速取 / 取坐位，两髂嵴高点的水平连线与后正中线相交所在的椎体为第4腰椎，向上数1个椎体棘突（第3腰椎棘突），过该棘突下缘引一垂线，再从肩胛骨内侧缘引一垂线，两条垂线之间距离的中点处（如图）。

穴位配伍

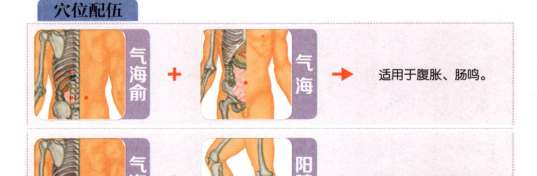

气海俞 ＋ 气海 → 适用于腹胀、肠鸣。

气海俞 ＋ 阳陵泉 → 适用于坐骨神经痛。

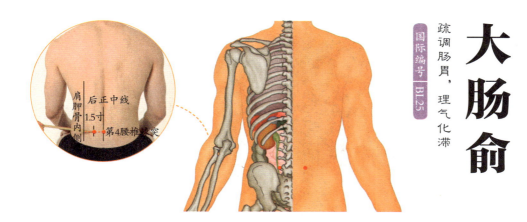

疏调肠胃，理气化滞

大肠俞

穴名释义 / "大肠"，大肠腑；"俞"，输注。穴为大肠之气血输注于后背体表的部位，故名。

养生功效 / 大肠俞主要用于预防和改善大肠部位的疾病，如腹泻、腹痛、肠鸣、便秘等。同时，按压大肠俞还具有健腰背、调肠腑的功能，可以缓解背部僵硬、腰部疼痛、腰扭伤、坐骨神经痛。此外，按压大肠俞对于男性早泄也有不错的治疗效果。

常用疗法 / ◎灸法：艾炷灸或温针灸3~5壮，或艾条灸5~10分钟。

◎按摩法：以手指指腹或指间关节按压，并做圈状按摩。

标准定位 / 在腰部，第4腰椎棘突下，后正中线旁开1.5寸。

穴位速取 / 取坐位，两髂嵴高点的水平连线与后正中线相交所在的椎体为第4腰椎，从其棘突下缘引一垂线，再从肩胛骨内侧缘引一垂线，两条垂线之间距离的中点处（如图），按压有酸胀感。

穴位配伍

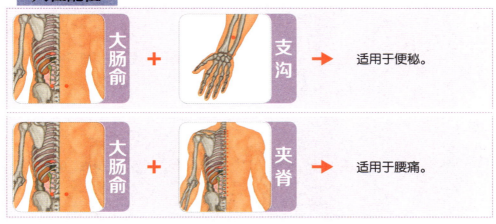

| 大肠俞 | + | 支沟 | → | 适用于便秘。 |
| 大肠俞 | + | 夹脊 | → | 适用于腰痛。 |

关元俞

培补元气，通调二便

国际编号｜BL26

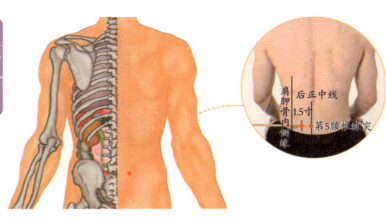

肩胛骨内侧缘　后正中线　1.5寸　第5腰椎棘突

穴名释义 / "关"，交关，有联络之意；"元"，元气；俞，输注。穴为人体元气输注于后背体表的部位，故名。

养生功效 / 关元俞统领下焦气血，可调补丹田元气。对于腹胀、腹泻、排便困难、尿频、腰部不适等症状，通过按压此穴可得到缓解。另外，按压此穴对手脚冰冷、痛经、子宫脱垂等女性疾病也有一定的缓解效果，此穴还是美容的常用穴位之一。

常用疗法 / ◎灸法：艾炷灸3~5壮，或艾条灸5~10分钟。

◎**按摩法：**以手指指腹向下按压，并做圈状按摩。

标准定位 / 在腰部，第5腰椎棘突下，后正中线旁开1.5寸。

穴位速取 / 取坐位，两髂嵴高点的水平连线与后正中线相交所在的椎体为第4腰椎，向下数1个椎体棘突（第5腰椎棘突），过该棘突下缘引一垂线，再从肩胛骨内侧缘引一垂线，两条垂线之间距离的中点处（如图）。

穴位配伍

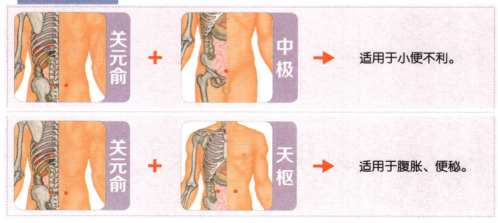

关元俞 + 中极 → 适用于小便不利。

关元俞 + 天枢 → 适用于腹胀、便秘。

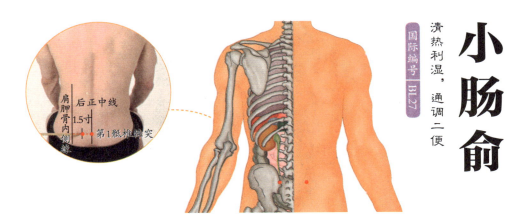

清热利湿，通调二便

国际编号｜BL27

小肠俞

穴名释义 / "小肠"，小肠腑；"俞"，输注。穴为小肠之气输注于后背体表的部位，故名。

养生功效 / 小肠俞多用于治疗泌尿生殖系统疾患。经常按压此穴不仅可以缓解便秘、预防痔疮，还可以改善便血、尿少及男性早泄、女性带下、下腹疼痛等。

常用疗法 / ◎**灸法**：艾炷灸3～5壮，或艾条灸5～10分钟。

◎**按摩法**：双手叉腰，以拇指指腹按压穴位。二人进行时，被按摩者取俯卧位，按摩者双手握住其腰部，以拇指指腹按压穴位。

标准定位 / 在骶部，横平第1骶后孔，骶正中嵴旁开1.5寸。

穴位速取 / 取坐位，与髂后上棘平行的髂骨正中突起处为第2骶椎棘突，向上数1个椎体棘突（第1骶椎棘突），过该棘突下缘引一垂线，再从肩胛骨内侧缘引一垂线，两条垂线之间距离的中点处（如图）。

穴位配伍

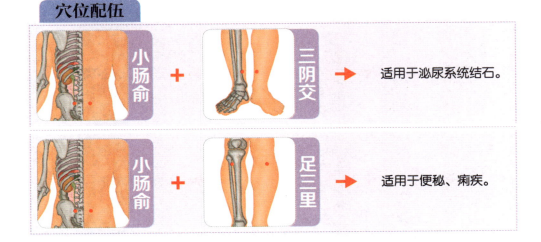

小肠俞 ＋ 三阴交 → 适用于泌尿系统结石。

小肠俞 ＋ 足三里 → 适用于便秘、痢疾。

委阳

通利三焦，舒筋活络

国际编号 [BL39]

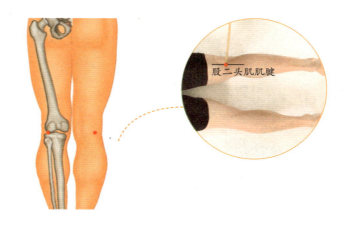

股二头肌肌腱

穴名释义 / "委"，弯曲；"阳"，阴阳之阳。足太阳膀胱经穿过骨间孔隙，脉气向上浮动与手少阳三焦经的脉气相接，两条阳经行至此穴时阳气稍缓，并委伏于阳脉，故名。

养生功效 / 按压委阳可改善背痛、腰痛、膝盖疼痛、排尿困难、抽筋、坐骨神经痛、膀胱炎等，尤其对因衰老而造成的膝关节变形、膝盖周围的筋肉紧绷及松弛的治疗效果显著。如果对此穴进行针灸，则效果倍增。

常用疗法 / ◎灸法：艾炷灸3~5壮，或艾条灸5~10分钟。

◎按摩法：以手指指腹或指间关节向下按压10秒钟后松手，如此反复5次，并做圈状按摩。

标准定位 / 在膝后外侧，腘横纹上，股二头肌肌腱的内侧缘。

穴位速取 / 取俯卧位，稍屈膝，在大腿后面即显露明显的股二头肌肌腱，在腘横纹上，股二头肌肌腱的内侧缘（如图），按压有酸胀感。

穴位配伍

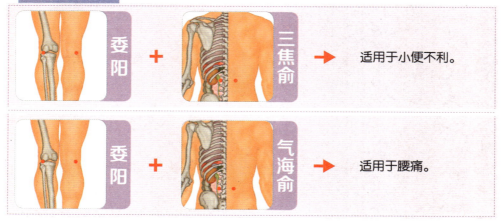

委阳 ＋ 三焦俞 → 适用于小便不利。

委阳 ＋ 气海俞 → 适用于腰痛。

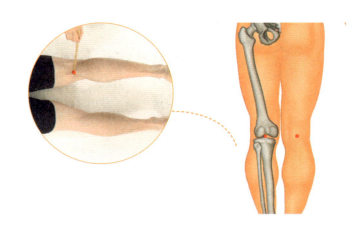

穴名释义 / "委"，弯曲；"中"，中间。委中的意思是此穴位于人体某弯曲部位的正中央。

养生功效 / 委中是缓解腰背酸痛、足部疼痛的主要穴位。按压此穴既可以改善小腿抽筋、静脉曲张、坐骨神经痛、腹痛、上吐下泻、中暑、排尿困难等，又能改善下半身浮肿，促进血液循环。指压此穴，还可以缓解腰扭伤的疼痛。

常用疗法 / ◎灸法： 艾炷灸3～5壮，或艾条灸5～10分钟。

◎按摩法： 以手指指腹或指间关节向下适当用力按压，并做圈状按摩。

标准定位 / 在膝后侧，腘横纹中点。

穴位速取 / 取俯卧位，稍屈膝，在大腿后面即显露明显的股二头肌肌腱和半腱肌肌腱，在其中间，按压有动脉搏动处（如图）。

穴位配伍

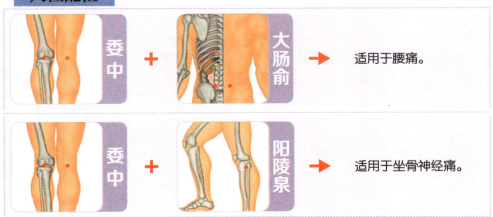

委中 ＋ 大肠俞 → 适用于腰痛。

委中 ＋ 阳陵泉 → 适用于坐骨神经痛。

合阳

理气止痛，调经止崩

国际编号
BL55

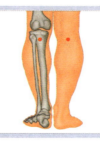

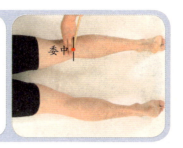

养生功效 / 合阳主要用于治疗腰脊强痛、下肢痿痹、疝气、崩漏、月经不调、脑血管疾病后遗症等。

常用疗法 / ◎灸法：艾炷灸或温针灸5～9壮，或艾条灸5～10分钟。

◎按摩法：以手指指腹或指间关节向下按压，并做圈状按摩。

标准定位 / 在小腿后侧，腘横纹下2寸，腓肠肌内、外侧头之间。

穴位速取 / 1.取俯卧位，在小腿后侧，腘横纹中点，委中直下2横指处（如图），按压有酸胀感。

2.取俯卧位，在小腿后侧，委中与承山的连线上，委中直下2寸处，按压有酸胀感。

承筋

调理中焦，清泻肠热

国际编号
BL56

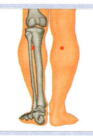

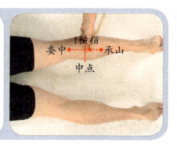

养生功效 / 按压承筋可以缓解腿部疼痛、抽筋、霍乱、便秘等，此外，按压此穴还可以促进血液循环，瘦小腿，美化小腿线条。

常用疗法 / ◎灸法：艾炷灸5～9壮，或艾条灸5～10分钟。

◎按摩法：以手指指腹或指间关节向下按压，并做圈状按摩。

标准定位 / 在小腿后侧，腘横纹下5寸，腓肠肌两肌腹之间。

穴位速取 / 1.取俯卧位，在小腿后侧，委中与承山连线的中点下1横指处（如图），按压有酸胀感。

2.取俯卧位，在小腿后侧，腘横纹中点，委中直下5寸处，按压有酸胀感。

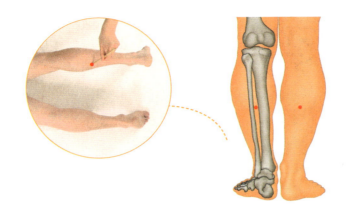

承山

国际编号 BL57

舒筋解痉，调理肠腑

穴名释义 / "承"，承受；"山"，山谷。穴在腓肠肌两肌腹分开的下端凹陷处，承接人体上部阳气的起伏，其形若山谷，故名。

养生功效 / 按压承山可以缓解小腿抽筋等各种腿部症状，改善足部肿痛、脚趾疼痛、下肢麻痹、下肢酸痛、半身不遂、坐骨神经痛、腰扭伤等。另外，按压此穴还可以缓解身体疲劳，促进血液循环，有瘦臀美腿的功效。

常用疗法 / ◎**灸法**：艾炷灸5～9壮，或艾条灸5～10分钟。

◎**按摩法**：以手指指腹或指间关节向下按压，并做圈状按摩，左右两穴每次分别按压5～10秒，反复按压2～3次。

标准定位 / 在小腿后侧，腓肠肌两肌腹与跟腱交角处。

穴位速取 / 取俯卧位，下肢伸直或足跟上提，其腓肠肌部位出现人字纹，在其下可触及凹陷处（如图），按压有酸胀感。

穴位配伍

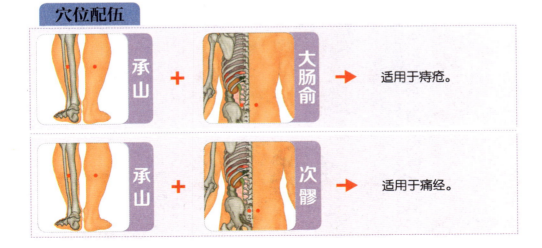

承山 + 大肠俞 → 适用于痔疮。

承山 + 次髎 → 适用于痛经。

飞扬

疏风清热，宁神消痔

国际编号 BL58

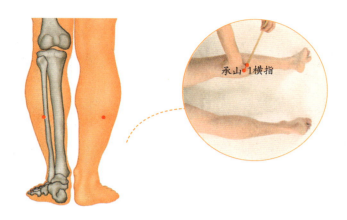

承山1横指

穴名释义 / "飞"，飞翔；"扬"，向上扬。飞扬为足太阳膀胱经的上行穴位，同时扩散于与足太阳膀胱经相表里的足少阴肾经。

养生功效 / 按压飞扬可以缓解脚麻、腿部肌肉的疲劳、膝盖酸痛、眩晕等症状。长时间站立、坐立或行走都会引起腿部肌肉的疲劳，甚至可能出现腿部肿胀，此时，轻轻敲打飞扬，能够有效缓解症状。

常用疗法 / ◎**灸法**：艾炷灸或温针灸5~9壮，或艾条灸5~10分钟。

◎**按摩法**：指压时需以同手配同脚的方式，将拇指按在穴位上方，每次按压5~8秒。

标准定位 / 在小腿后外侧，腓肠肌外下缘与跟腱移行处，约当昆仑直上7寸。

穴位速取 / 取俯卧位，在小腿后外侧，昆仑直上7寸，承山外下方1横指处（如图），按压有酸胀感。

穴位配伍

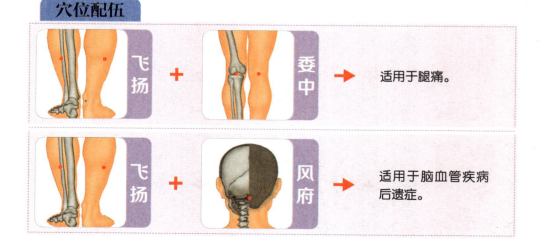

飞扬 + 委中 → 适用于腿痛。

飞扬 + 风府 → 适用于脑血管疾病后遗症。

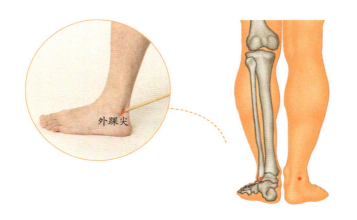

外踝尖

疏通经络，清热息风

昆仑

穴名释义 / 昆仑，山名。外踝高突，比作昆仑，穴在其后，故名。

养生功效 / 按压昆仑可治疗头痛、难产、佝偻病、胎盘滞留、颈肩僵硬、足跟痛、膝关节炎、坐骨神经痛、目眩、鼻出血、小儿惊风、甲状腺肿大、痔疮、踝关节扭伤等。此外，此穴还是治疗腰痛的特效穴位。

常用疗法 / ◎**灸法**：艾炷灸5～9壮，或艾条灸5～10分钟。
◎**按摩法**：以手指指腹或指间关节向下按压，并做圈状按摩。按压时尽量向脚踝处用力。

标准定位 / 在踝后外侧，外踝尖与跟腱之间的凹陷中。

穴位速取 / 取侧坐位，在踝后外侧，外踝尖与跟腱之间的凹陷中（如图），按压有酸胀感。

穴位配伍

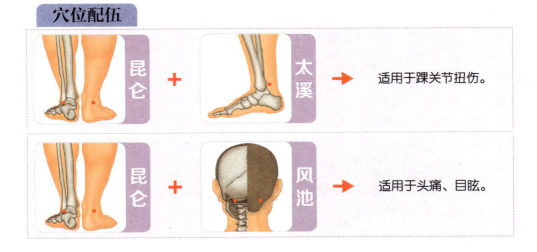

昆仑 ＋ 太溪 → 适用于踝关节扭伤。

昆仑 ＋ 风池 → 适用于头痛、目眩。

第 8 章

足少阴肾经

ZU SHAO YIN SHEN JING

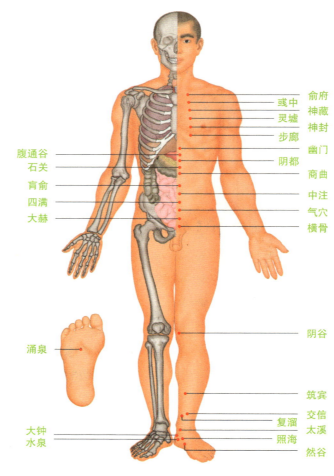

或中
灵墟
步廊

腹通谷
石关
肓俞
四满
大赫

俞府
神藏
神封
幽门
阴都
商曲
中注
气穴
横骨

阴谷

涌泉

筑宾
交信
复溜　太溪
照海
然谷

大钟
水泉

本经主治

本经腧穴主要用于治疗泌尿生殖系统疾病、消化系统疾病、呼吸系统疾病、循环系统疾病和本经脉所经部位的疾患。

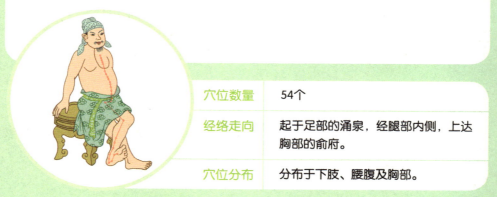

穴位数量	54个
经络走向	起于足部的涌泉，经腿部内侧，上达胸部的俞府。
穴位分布	分布于下肢、腰腹及胸部。

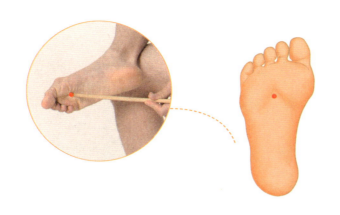

滋阴息风，醒脑开窍

涌泉

穴名释义 / "涌"，涌出；"泉"，水泉。肾属水，经气初出如泉水涌出于下，故名。

养生功效 / 涌泉为适用范围相当广泛的穴位之一，可用于改善身体疲倦、腰部酸胀、月经失调、反胃、呕吐、头痛、烦躁、心悸、失眠等症状。另外，指压涌泉能促进血液循环，使毛发具有光泽，延缓衰老。

常用疗法 / ◎**灸法**：艾炷灸3~5壮，或艾条灸5~10分钟。

◎**按摩法**：以拇指指腹向下按压穴位，并做圈状按摩，其余4指抓住脚背。

标准定位 / 在足底，屈足卷趾时足心最凹陷中。

穴位速取 / 取坐位，卷足，在足底掌心前面正中凹陷处的前方，可见脚底肌肉组成的"人"字纹路，穴位就在"人"字纹的交叉部位（如图）。当身体不适时，按压此穴会有疼痛感。

穴位配伍

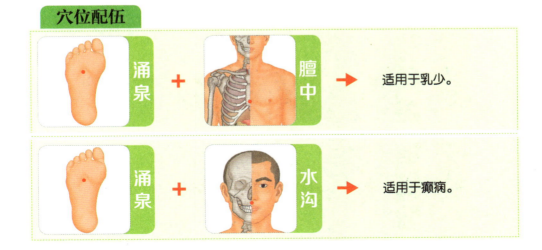

涌泉 + 膻中 → 适用于乳少。

涌泉 + 水沟 → 适用于癫痫。

太溪

滋阴益肾，壮阳强腰

国际编号｜KI3

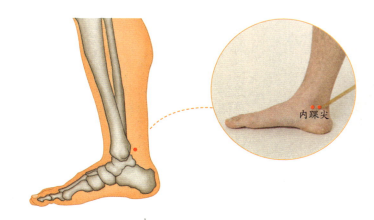

内踝尖

穴名释义 / "太"，大；"溪"，沟溪。足少阴肾经的脉气出于涌泉，流经然谷，至此聚留而成大溪，故名。

养生功效 / 按压太溪有滋阴降火的功效，可以促进血液循环，缓解踝扭伤、小腿抽筋、腰痛、膀胱炎等病症。此外，按压此穴不仅对眩晕、耳鸣、关节炎、风湿痛、月经不调、痛经、气喘、咽痛等具有一定的疗效，还能美化小腿线条、纤细足踝。

常用疗法 / ◎**灸法**：艾炷灸或温针灸3～5壮，或艾条灸5～10分钟。

◎**按摩法**：以手指指腹或指间关节向下按压，并做圈状按摩。

标准定位 / 在踝后内侧，内踝尖与跟腱之间的凹陷中。

穴位速取 / 取坐位或仰卧位，由足内踝尖向后推至与跟腱之间的凹陷处，大约相当于内踝尖与跟腱之间的中点（如图），按压有酸胀感。

穴位配伍

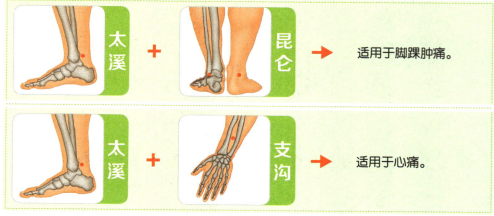

太溪 ＋ 昆仑 → 适用于脚踝肿痛。

太溪 ＋ 支沟 → 适用于心痛。

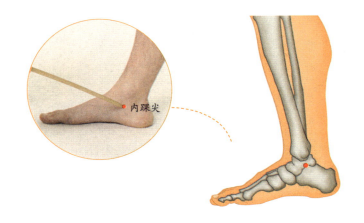

内踝尖

国际编号 K16

滋阴调经，息风安神

照海

穴名释义 / "照"，光照；"海"，大海。此穴脉气明显，阔如大海，具有类似光照的作用，让人体脉气旺盛如大海，故名。

养生功效 / 按压照海对女性疾病有不错的治疗效果，月经不调、经期焦躁、易怒等不适症状，都可以通过按压此穴来改善。此穴还可以用于缓解精神不佳、腰痛、下腹胀痛、恶心、虚寒证、足部关节炎等。

常用疗法 / ◎**灸法**：艾炷灸或温针灸3~5壮，或艾条灸5~10分钟。

◎**按摩法**：以手指指腹或指间关节向下按压4~5次，并做圈状按摩。

标准定位 / 在足内侧，内踝尖下1寸，内踝下缘边际凹陷中。

穴位速取 / 1.取坐位或仰卧位，在足内侧由内踝尖垂直向下推，至其下缘凹陷处（如图），按压有酸胀感。

2.取坐位或仰卧位，在足内侧由内踝尖向下量1横指的凹陷处，按压有酸胀感。

穴位配伍

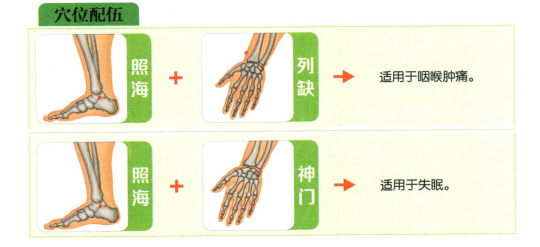

照海 ＋ 列缺 → 适用于咽喉肿痛。

照海 ＋ 神门 → 适用于失眠。

复溜

补肾益阴，温阳利水

国际编号
K17

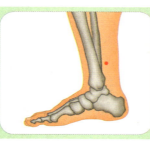
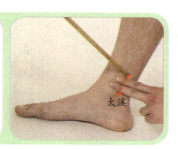

太溪

养生功效 / 按压复溜可以利水消肿，调理女性下腹闷痛、痛经及不孕症。此外，此穴还可用于改善自汗、盗汗、体热无汗、水肿、下肢肿胀、下肢痿痹、腰肌劳损等。

常用疗法 / ◎**灸法**：艾炷灸或温针灸3~5壮，或艾条灸5~10分钟。

◎**按摩法**：以整个手掌环住脚部，再以拇指指腹稍微用力按压穴位，并做圈状按摩。

标准定位 / 在小腿后内侧，内踝尖上2寸，跟腱的前缘。

穴位速取 / 取坐位或仰卧位，从太溪向上量2横指，跟腱前缘处（如图），按压有酸胀感。

交信

益肾调经，清热利尿

国际编号
K18

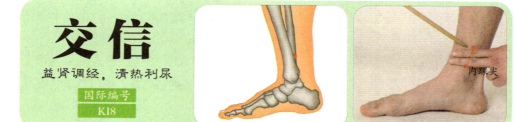

内踝尖

养生功效 / 古以月经按时到来为"信"。按压交信可补肾调经，改善月经失调、子宫脱垂、闭经、睾丸疼痛、腹泻、腰部酸痛、下肢疼痛、便秘等。

常用疗法 / ◎**灸法**：艾炷灸或温针灸3~5壮，或艾条灸5~10分钟。

◎**按摩法**：抓住脚踝，以手指指腹向下按压，并做圈状按摩。

标准定位 / 在小腿内侧，内踝尖上2寸，胫骨内侧缘后际凹陷中。

穴位速取 / 取坐位或仰卧位，由内踝尖向上量2横指的凹陷处（如图），按压有酸胀感。

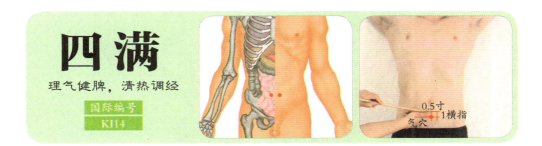

四满

理气健脾，清热调经

国际编号
KI14

养生功效 / 四满主要用于治疗腹痛、腹胀、泄泻、痢疾等胃肠道疾病。另外，长期按摩此穴，还可改善月经不调、带下、痛经、不孕症、遗精及遗尿等泌尿生殖系统疾病。

常用疗法 / ◎**灸法**：艾炷灸3~5壮，或艾条灸5~10分钟。

◎**按摩法**：以手指指腹或指间关节向下按压，并做圈状按摩。最好由他人进行按摩，以更有效地刺激穴位。

标准定位 / 在下腹部，脐中下2寸，前正中线旁开0.5寸。

穴位速取 / 取仰卧位，在腹白线与耻骨联合上缘水平线的交点处，旁开0.5寸（半横指），先取气穴再向上量1横指（拇指）处（如图），按压有酸胀感。

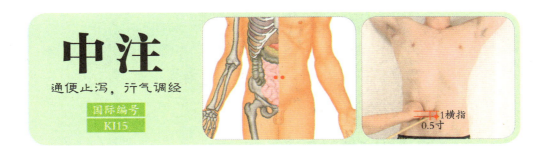

中注

通便止泻，行气调经

国际编号
KI15

养生功效 / 中注可用于治疗月经不调、痛经、腹痛、便秘、泄泻、痢疾等。

常用疗法 / ◎**灸法**：艾炷灸3~5壮，或艾条灸5~10分钟。

◎**按摩法**：以手指指腹或指间关节向下按压，并做圈状按摩。最好由他人进行按摩，以更有效地刺激穴位。

标准定位 / 在下腹部，脐中下1寸，前正中线旁开0.5寸。

穴位速取 / 取仰卧位，在腹白线与肚脐水平线的交点处，旁开0.5寸（半横指），再向下量1横指（拇指）处（如图），按压有酸胀感。

第9章

手厥阴心包经

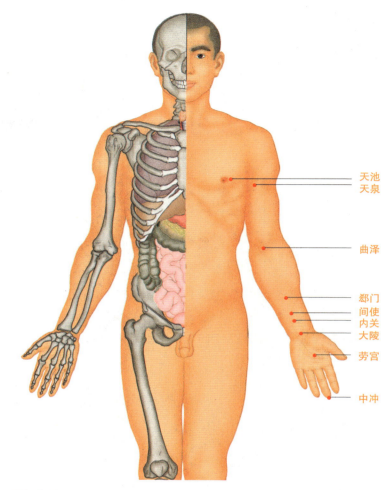

天池
天泉

曲泽

郄门
间使
内关
大陵
劳宫

中冲

本经主治

本经腧穴主要用于改善心胸部疾病、神经系统疾病、循环系统疾病及手臂疾病。

穴位数量	18个
经络走向	起于乳房外侧的天池，经手臂内侧，止于中指的中冲。
穴位分布	分布于胸部、上肢。

天池

通乳化瘀，清热除烦

国际编号
PC1

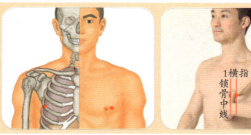

养生功效 / 按压天池不仅可缓解胁肋痛、肋间神经痛、咳嗽、气喘、呕吐、胸闷等，还有改善乳房血液循环、乳腺增生、乳腺炎、丰胸及调节脏腑功能的功效。

常用疗法 / ◎灸法：艾炷灸3～5壮，或艾条灸5～10分钟。

◎按摩法：以手指指腹或指间关节向下按压，并做圈状按摩。

标准定位 / 在前胸部，第4肋间隙，前正中线旁开5寸。

穴位速取 / 取侧坐位，在胸部，先取乳头下的第4肋间隙，再从锁骨中线向外量1横指处（如图），按压有酸胀感。

天泉

活血理气，通脉止痛

国际编号
PC2

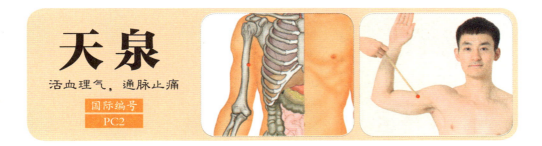

养生功效 / 天泉邻近心肺，故可用于缓解心痛、心悸、咳嗽、胸胁痛、肋间神经痛等各种疾患。此外，长期按压此穴，也可缓解上臂内侧痛、视力减退等症状。

常用疗法 / 灸法：艾炷灸3～5壮，或艾条灸5～10分钟。

标准定位 / 在臂前侧，腋前纹头下2寸，肱二头肌的长、短头之间。

穴位速取 / 伸臂仰掌，在腋前皱襞上端与曲泽的连线上，腋前皱襞向下量2寸处，在肱二头肌的长、短头之间（如图），按压有酸胀感。

曲泽

清暑泻热，通经活络

国际编号
PC3

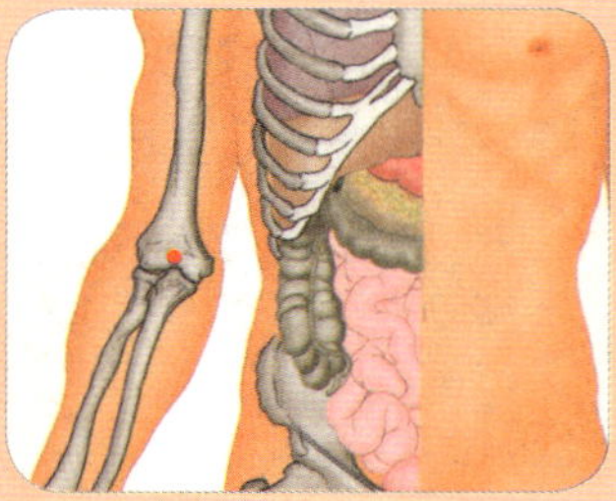

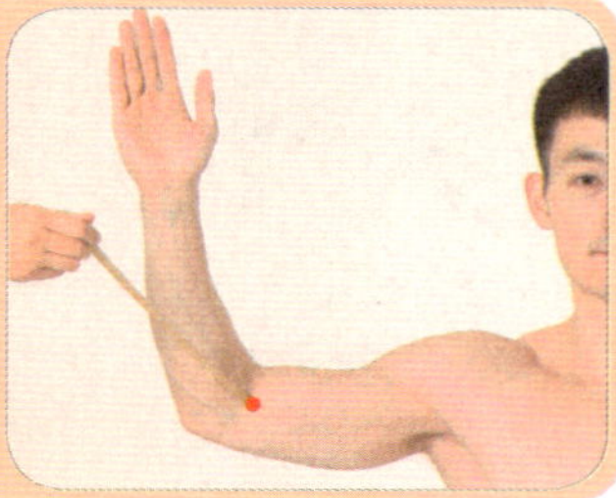

养生功效 / 按压曲泽不仅可缓解手肘与腕关节附近的疾病，对手臂僵硬或酸麻、网球肘、风湿性关节炎等也有不错的疗效。当手部扭伤时，按压此穴可缓解症状。另外，此穴属心包络，故还可用于缓解心痛、心悸等。

常用疗法 / ◎灸法：间接灸3～5壮，或艾条灸5～10分钟。

◎按摩法：4指置于肘关节内侧，竖起拇指，以拇指指间关节按压穴位。

标准定位 / 在肘前侧，肘横纹上，肱二头肌腱的尺侧缘凹陷中。

穴位速取 / 伸肘仰掌，肘部稍弯曲，在肘弯里可摸到一条大筋，即肱二头肌腱，在其内侧（尺侧）、肘横纹上可触及凹陷处（如图），按压有酸胀感。

郄门

理气止血，安神止痛

国际编号
PC4

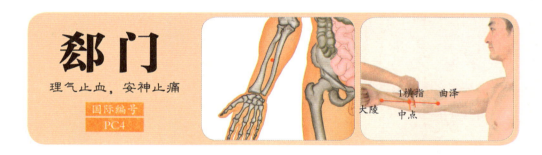

1横指　曲泽
大陵　中点

养生功效 / 按压郄门可治疗心脏疾病，并能抑制自主神经，达到安神定志的效果。当心悸、胸痛或上气不接下气时，立即按压此穴可缓解不适症状。另外，按压此穴对手臂酸麻也有不错的疗效。

常用疗法 / ◎灸法：艾条灸5～10分钟。
◎按摩法：以手指指腹按压穴位，按压时可稍微用力，并且可同时按摩穴位四周的肌肉。

标准定位 / 在前臂前侧，腕掌侧远端横纹上5寸，掌长肌腱与桡侧腕屈肌腱之间。

穴位速取 / 伸肘，微屈腕，握拳，在曲泽与大陵的连线上，从其中点向下量1横指（拇指），即1寸处，掌长肌腱与桡侧腕屈肌腱之间的凹陷中（如图）。

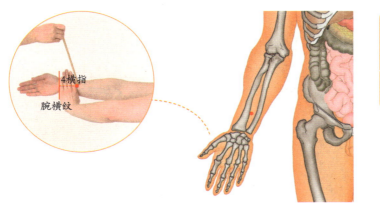

4横指

腕横纹

清热疏风，舒筋利节

国际编号 | PC5

间使

穴名释义 / "间"，间隙；"使"，臣使。心为君主之官，间有臣使之意。

养生功效 / 截疟安神，理气宽胸。按压间使可治疗胃痛、呕吐、热病、疟疾、荨麻疹等。同时，按压此穴对改善手臂酸麻、手腕酸痛、咳嗽、气喘、胸痛、心律失常、心痛、心悸等有一定的功效。

常用疗法 / ◎**灸法**：艾炷灸或温针灸3～5壮，或艾条灸5～10分钟。
◎**按摩法**：以手指指腹或指间关节向下按压，并做圈状按摩。

标准定位 / 在前臂前侧，腕掌侧远端横纹上3寸，掌长肌腱与桡侧腕屈肌腱之间。

穴位速取 / 取坐位，伸肘仰掌，微屈腕，从腕横纹向上量4横指（3寸）处，在掌长肌腱与桡侧腕屈肌腱之间的凹陷中（如图），按压有酸胀感。

穴位配伍

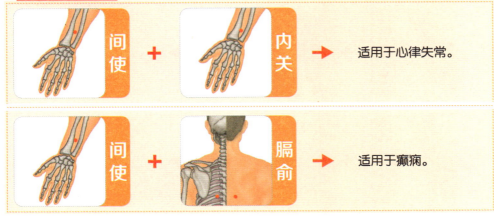

间使 + 内关 → 适用于心律失常。

间使 + 膈俞 → 适用于癫痫。

内关

和胃降逆，宽胸理气

国际编号｜PC6

腕横纹

穴名释义 / "内"，内脏；"关"，关隘。穴在前臂内侧要处，犹如关隘，故名。

养生功效 / 内关能通达任脉，联络内脏，与血脉的畅通关系密切，因此，按压此穴具有缓解消化系统不适和改善口部、喉部疾病的功效。同时，按压此穴还具有安定心神、调整血压的作用，可缓解风湿痛、呕吐、晕车、失眠、胸闷、心绞痛、偏头痛、胃痛、腹胀、肠鸣等。

常用疗法 / ◎灸法：艾炷灸或温针灸5～7壮，或艾条灸5～10分钟。

◎按摩法：以手指指腹向筋的凹陷处用力按压，同时可做圈状按摩。

标准定位 / 在前臂前侧，腕掌侧远端横纹上2寸，掌长肌腱与桡侧腕屈肌腱之间。

穴位速取 / 伸肘仰掌，微屈腕，从腕横纹向上量2横指处，在掌长肌腱与桡侧腕屈肌腱之间的凹陷中（如图），按压有酸胀感。

穴位配伍

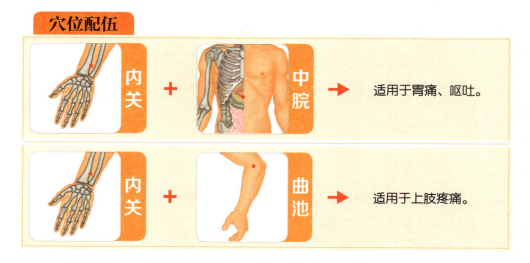

内关 ＋ 中脘 → 适用于胃痛、呕吐。

内关 ＋ 曲池 → 适用于上肢疼痛。

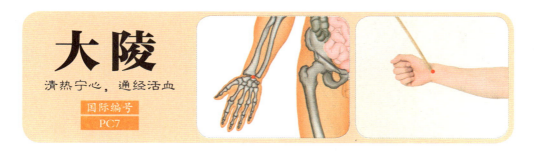

大陵

清热宁心，通经活血

国际编号
PC7

养生功效 / 按压大陵可改善心痛、心悸、胸胁痛、肋间神经痛、胃痛、呕吐、癫狂、失眠、癔症、扁桃体炎、咽炎、腋淋巴腺炎等。另外，按压此穴对情绪激动、烦躁不安、头痛，以及手臂或手腕疼痛、酸麻等有缓解效果。

常用疗法 / ◎**灸法**：艾炷灸或温针灸3～5壮，或艾条灸5～10分钟。

◎**按摩法**：按摩时将拇指指尖陷入两条筋之间，并左右移动以刺激穴位。

标准定位 / 在腕前侧，腕掌侧远端横纹中，掌长肌腱与桡侧腕屈肌腱之间。

穴位速取 / 伸肘仰掌，微屈腕，握拳，在腕横纹上，掌长肌腱与桡侧腕屈肌腱之间的凹陷中（如图），按压有酸胀感。

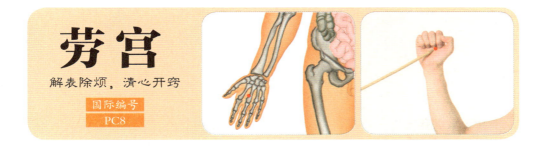

劳宫

解表除烦，清心开窍

国际编号
PC8

养生功效 / 按压劳宫对口腔溃疡、口臭有改善效果，对胸痛、心痛、胃痛、高血压、食欲不振、手掌多汗、呕吐也有不错的疗效。

常用疗法 / ◎**灸法**：艾炷灸或温针灸3～5壮，或艾条灸5～10分钟。

◎**按摩法**：以拇指指腹向下按压。

标准定位 / 在手掌，横平第3掌指关节近端，第2、3掌骨之间偏于第3掌骨。

穴位速取 / 1.屈指握拳，在第2、3掌骨之间偏于第3掌骨，以中指、无名指之间切于掌心横纹，在中指尖端到达处（如图）。

2.屈指握拳，第2、3掌骨关节后，第3掌骨桡侧边。

中冲

回阳救逆，醒神通络

国际编号 | PC9

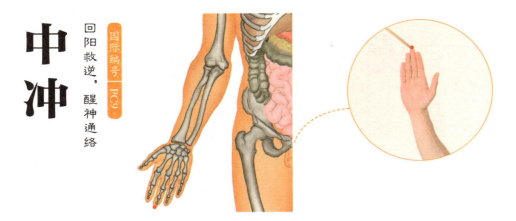

穴名释义 / "中"，中间；"冲"，冲出。穴在中指末端，经气由此涌出，沿经脉上行。当以另一只手按住此穴时，会感到手指下经脉的搏动，故名。

养生功效 / 按压中冲有开窍通闭的作用，因此，此穴是昏迷急救穴，对于脑卒中、心痛、晕厥、休克、中暑、舌头疼痛、高血压、心肌炎、脑出血、小儿惊风、小儿消化不良等，可通过按压此穴缓解症状。

常用疗法 / ◎灸法：艾炷灸1～3壮，或艾条灸5～10分钟。

◎按摩法：以手指指尖或棒状物压迫穴位。

标准定位 / 在手指，中指末端最高点。

穴位速取 / 仰掌，微屈指，在中指末端尖端中央，距离指甲游离缘0.1寸处（如图）。

穴位配伍

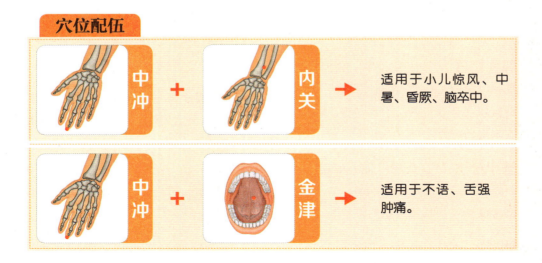

中冲 + 内关 → 适用于小儿惊风、中暑、昏厥、脑卒中。

中冲 + 金津 → 适用于不语、舌强肿痛。

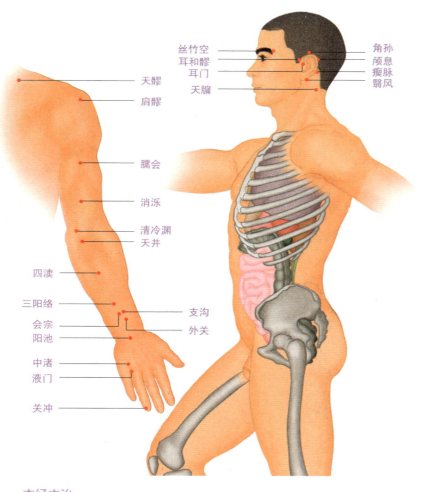

丝竹空
耳和髎
耳门
天牖

角孙
颅息
瘛脉
翳风

天髎
肩髎

臑会

消泺

清冷渊
天井

四渎

三阳络
会宗
阳池

支沟
外关

中渚
液门

关冲

本经主治

本经腧穴主要用于预防和缓解五官疾病、循环系统疾病及免疫系统疾病。

第 *10* 章

手少阳三焦经

SHOU SHAO YANG SAN JIAO JING

穴位数量	46个
经络走向	起于无名指的关冲，经手臂外侧、耳后，止于眉梢的丝竹空。
穴位分布	分布于上肢、肩颈及头部。

关冲

清热解毒，醒神开窍

国际编号
TE1

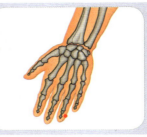
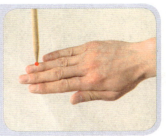

养生功效 / 关冲常用于昏迷时的急救。按压此穴对头痛、眼睛红肿、咽痛等症状也有不错的功效。

常用疗法 / ◎**灸法**：艾条灸5～10分钟即可。

◎**按摩法**：以手指指尖或棒状物压迫穴位，或用拇指与食指捏住无名指两侧，加以揉捏，间接刺激穴位。

标准定位 / 在手指，第4指末节尺侧，指甲根角侧上方0.1寸（指寸）。

穴位速取 / 1.俯掌，在手指，沿第4指（无名指）尺侧缘和基底缘各作一直线，两线交点处，按压有痛感。

2.俯掌，在无名指尺侧指甲的根部，距指甲根角0.1寸处（如图），按压有痛感。

液门

疏风散邪，清热消肿

国际编号
TE2

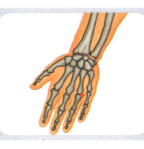
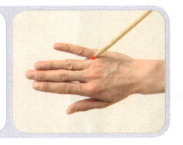

养生功效 / 按压液门可改善上火所导致的各种病症，如头痛、目赤、牙龈肿痛。此外，按压此穴还有循经远治的作用，可治疗本经脉循行部位的疾病，如耳鸣、耳聋、手臂痛、喉痹、疟疾等。

常用疗法 / ◎**灸法**：艾炷灸或温针灸3～5壮，或艾条灸5～10分钟。

◎**按摩法**：以手指指尖或棒状物压迫穴位，也可用拇指指腹进行按压。

标准定位 / 在手背，第4、5指间，指蹼缘上方赤白肉际凹陷中。

穴位速取 / 1.俯掌，在手背部第4、5指指缝间掌指关节前可触及凹陷处（如图），用力按压有酸胀感。

2.俯掌，第4、5指间，指蹼缘上方赤白肉际凹陷中，用力按压有酸胀感。

中渚

清热散邪，明目益聪

国际编号
TE3

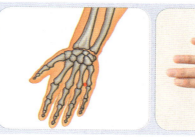
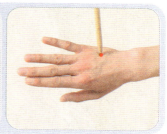

养生功效 / 按压中渚可清热、舒筋活络，对于手少阳三焦经热邪上扰所引起的眼、耳、咽喉、头、手、肘、臂、颈等部位的疾病有显著疗效，如可改善耳部疾病、手背浮肿、眼睛红肿、头痛、眩晕等症。

常用疗法 / ◎灸法：艾炷灸或温针灸3～5壮，或艾条灸5～10分钟。

◎按摩法：手臂下垂，以手指指腹向下按压。施力时略偏向手腕。

标准定位 / 在手背，第4、5掌骨间，第4掌指关节近端凹陷中。

穴位速取 / 俯掌，在手背第4、5掌骨间可触及凹陷处（如图），用力按压有酸胀感。

阳 池

和解少阳，益阴增液

国际编号
TE4

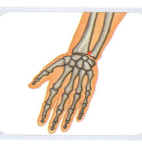
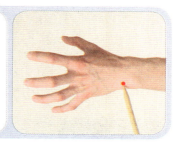

养生功效 / 按压阳池不仅对手腕扭伤或手臂酸痛有很好的缓解作用，还可改善肩周炎、风湿、神经痛、指关节疼痛等。

常用疗法 / ◎灸法：间接灸或温针灸3～5壮，或艾条灸5～10分钟。

◎按摩法：一只手握住腕关节，4指在下，拇指在上，以拇指指腹按压。

标准定位 / 在腕后侧，腕背侧远端横纹上，指伸肌腱的尺侧缘凹陷中。

穴位速取 / 1.微屈指，沿第4、5掌骨间向上至腕背侧远端横纹处的凹陷中（如图），用力按压有酸胀感。

2.微屈指，腕背侧远端横纹上，在指总伸肌腱与小指固有肌腱之间，按压有酸胀感。

外关

清热解表，通经活络

国际编号｜TE5

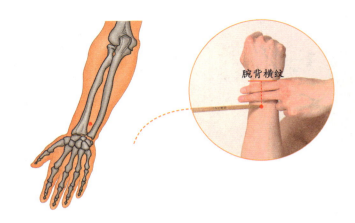

腕背横纹

穴名释义 / "外"，内外之外，体表；"关"，关联，联络。与内关相应，是与外部体表有关联的穴位。此穴与阳维脉脉气相通，为阳经、阳脉通达于外的关键部位，故名。

养生功效 / 外关主要用于缓解头部、上肢部疾患，重听、偏头痛、眼睛肿痛、耳鸣、牙痛、落枕、风湿疼痛等可以通过按压此穴得到改善。

常用疗法 / ◎灸法：艾炷灸或温针灸3~5壮，或艾条灸5~10分钟。

◎**按摩法**：以拇指指腹向下按压，并做圈状按摩。按摩时应两手同时进行，并左右交替，每次约5秒，反复进行约10次。按摩前可以先用毛巾热敷穴位，以提高按摩效果。

标准定位 / 在前臂后侧，腕背侧远端横纹上2寸，尺骨与桡骨间隙中点。

穴位速取 / 抬上臂，从腕背横纹中点向上量2横指处，在前臂尺骨与桡骨间隙中点（如图），与内关相对。

穴位配伍

外关 + 足临泣 → 适用于颈项强痛。

外关 + 大椎 → 适用于外感发热。

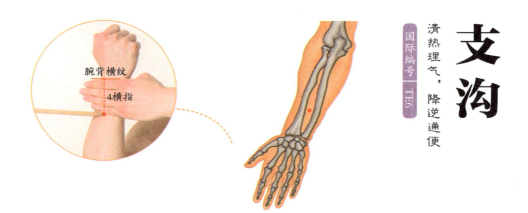

清热理气，降逆通便

支沟

穴名释义 / "支"，通"肢"，上肢；"沟"，沟渠。穴在前臂尺骨与桡骨之间，脉气行于两骨间如水行于沟渠。

养生功效 / 按压支沟不仅可以改善肩背部和手臂酸痛、手指酸麻、胸胁部酸痛、耳聋、耳鸣等症状，还能紧实手臂，缓解腹胀、便秘等。

常用疗法 / ◎**灸法**：艾条灸10～20分钟。

◎**按摩法**：以手指指腹或指间关节向下按压，并做圈状按摩。

标准定位 / 在前臂后侧，腕背侧远端横纹上3寸，尺骨与桡骨间隙中点。

穴位速取 / 1.抬臂，从腕背横纹中点向上量4横指（3寸）处，在前臂尺骨与桡骨间隙中点（如图），与间使相对，用力按压有酸胀感。

2.抬臂，在阳池与肘尖的连线上，腕背侧远端横纹上3寸。

穴位配伍

支沟 ＋ 天枢 ➜ 适用于便秘。

支沟 ＋ 后溪 ➜ 适用于腰扭伤。

肩髎

国际编号 TE14

祛风利湿，疏通经络

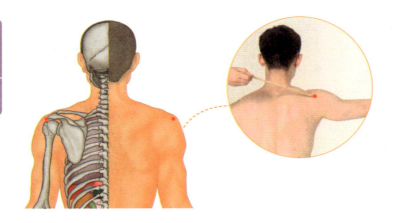

穴名释义 / "肩"，肩部；"髎"，骨隙。穴在人体肩关节骨隙处，故名。

养生功效 / 按压肩髎可缓解肋间神经痛、脑血管疾病后遗症、胸膜炎。另外，通常在剧烈运动或提重物后，会出现肩膀酸痛或手臂无法上举，此时，可以通过按压此穴缓解不适症状。

常用疗法 / ◎**灸法**：艾条灸10~20分钟。
◎**按摩法**：以手指指腹或指间关节向下按压，并做圈状按摩。

标准定位 / 在肩带部，肩峰角与肱骨大结节两骨间凹陷中。

穴位速取 / 1.上臂外展平举时，在关节部可呈现两个凹陷窝，后者为肩髎（如图），按压有酸胀感。
2.上臂垂直，在锁骨肩峰端后缘直下2横指处，当肩峰角与肱骨大结节之间，按压有酸胀感。

穴位配伍

| 肩髎 | + | 曲垣 | → | 适用于肩背疼痛。 |
| 肩髎 | + | 肩井 | → | 适用于肩周炎。 |

天髎

祛风利湿，疏通经络

国际编号
TE15

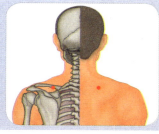
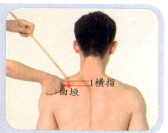

曲垣
1横指

养生功效 / 天髎主要用于治疗肩周炎及缓解颈肩部位的不适症状。此外，按压此穴还可缓解焦虑和烦躁。

常用疗法 / ◎**灸法**：艾炷灸3～5壮，或艾条灸10～20分钟。

◎**按摩法**：以手指指腹向下按压，并做圈状按摩。

标准定位 / 在肩带部，肩胛骨上角骨际凹陷中。

穴位速取 / 1.取坐位或俯卧位，在肩带部，肩胛骨上角，从曲垣直上量1横指（1寸）处（如图），按压有酸胀感。

2.取坐位或俯卧位，在肩胛区，肩井与曲垣中间，肩胛骨的上角端，按压有酸胀感。

天牖

清头明目，消痰截疟

国际编号
TE16

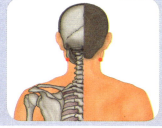
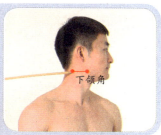

下颌角

养生功效 / 天牖常用于缓解头痛、颈部僵硬、重听、耳聋、耳鸣、目痛、视力衰退等。

常用疗法 / ◎**灸法**：艾条灸10～20分钟。

◎**按摩法**：以手指指腹或指间关节向下按压，并做圈状按摩。

标准定位 / 在颈前部，横平下颌角，胸锁乳突肌的后缘凹陷中。

穴位速取 / 1.取侧坐位或俯卧位，在耳后乳突后下方，横平下颌角，胸锁乳突肌的后缘凹陷中（如图）。

2.取侧坐位或俯卧位，在耳后乳突后下方，胸锁乳突肌的后缘，天容与天柱的连线上。

翳风

通利耳窍，祛风泻热

国际编号 TE17

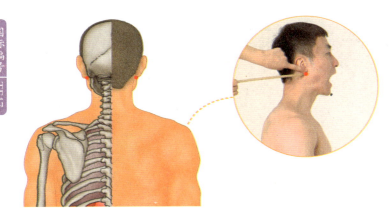

穴名释义 / "翳"，隐藏，指此穴隐于耳垂后凹陷处；"风"指风邪。穴靠近风池，能治疗风证，故名。

养生功效 / 按压翳风可治疗面部麻痹、痉挛、脸颊红肿、牙痛。此外，按压此穴对颈肩酸痛、重听、耳痛、眩晕、晕车也有缓解作用。

常用疗法 / ◎灸法： 艾条灸10～20分钟。

◎按摩法： 用拇指对耳垂后凹陷处进行按压。患者自己用手指按压时，可先用手掌抵住面颊，再以拇指指腹按压，如此反复数次即可。

标准定位 / 在颈部，耳垂后方，乳突下端前方凹陷中。

穴位速取 / 1.取侧坐位或侧伏位，张口取穴，将耳垂向后按，正对耳垂边缘的凹陷处（如图），按压有酸胀感。

2.取侧坐位或侧伏位，耳垂微向内折，在乳突下端前方凹陷处，按压有酸胀感。

穴位配伍

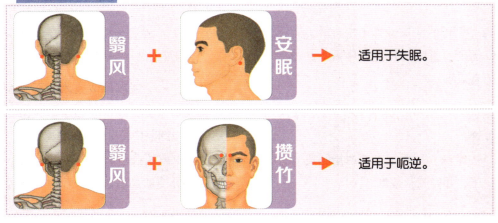

翳风 ＋ 安眠 → 适用于失眠。

翳风 ＋ 攒竹 → 适用于呃逆。

瘈脉

息风止痉，活络通窍

国际编号
TE18

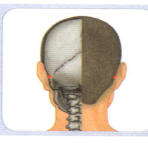
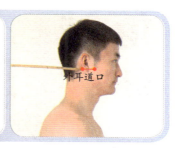

外耳道口

养生功效 / 长期按压瘈脉对小儿惊风、头痛、耳鸣、耳聋等均有缓解作用。

常用疗法 / ◎灸法：艾条灸10～20分钟。

◎按摩法：以手指指腹或指间关节向下按压，并做圈状按摩。

标准定位 / 在头部，乳突中央，角孙与翳风沿耳轮弧形连线的上2/3与下1/3的交点处。

穴位速取 / 1.取侧坐位，在头部，乳突中央，当耳后发际与外耳道口平齐处（如图），按压有酸胀感。

2.取侧坐位，在头部，乳突中央，角孙与翳风沿耳轮弧形连线的上2/3与下1/3的交点处，按压有酸胀感。

颅息

通窍聪耳，泻热镇惊

国际编号
TE19

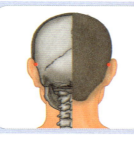
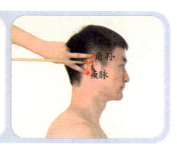

角孙
瘈脉

养生功效 / 针灸或按摩颅息，对头痛、耳鸣、耳聋、耳中流脓、中耳炎、视网膜出血等有缓解作用。另外，按摩此穴还可缓解呼吸系统疾病，如喘息、哮喘，并对身热、胁肋痛等具有调理、改善的作用。

常用疗法 / ◎灸法：艾条灸10～15分钟。

◎按摩法：以手指指腹或指间关节向下按压，并做圈状按摩。

标准定位 / 在头部，角孙与翳风沿耳轮弧形连线的上1/3与下2/3的交点处。

穴位速取 / 取侧坐位，在头部，耳后发际，当瘈脉与角孙沿耳轮连线的中、下1/3的交点处（如图）。

角孙

清热散风，消肿止痛

国际编号｜TE20

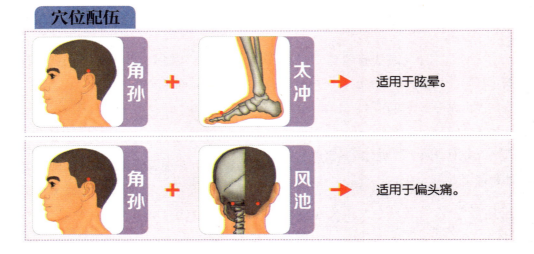

穴名释义 / "角"引申为耳上角；"孙"有隐遁的意思。穴在耳上角对应处，隐于发际，为耳上角所遮盖，故名。

养生功效 / 按压角孙可缓解眼睛、耳朵、牙齿等部位疾病的症状，如结膜炎、耳鸣、中耳炎、牙周病等。眩晕或晕车、头痛、偏头痛等也可通过按压此穴得到缓解。

常用疗法 / ◎**灸法：**艾条灸10～20分钟。

◎**按摩法：**以手指指腹或指间关节向下按压，并做圈状按摩。

标准定位 / 在头部，耳尖正对发际处。

穴位速取 / 取侧坐位，折耳郭向前，当耳尖直上入发际处，张口时有凹陷处（如图），按压有酸胀感。

穴位配伍

角孙 ＋ 太冲 ➡ 适用于眩晕。

角孙 ＋ 风池 ➡ 适用于偏头痛。

耳门

开窍聪耳，泻热活络

国际编号
TE21

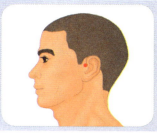
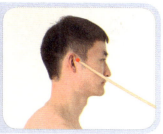

养生功效 / 耳门是改善耳部疾病的首选穴位。按压或针灸此穴，对重听、耳鸣、耳聋、中耳炎、眩晕、下颌关节炎等具有缓解作用。

常用疗法 / ◎**灸法**：艾炷灸或温针灸3~5壮，或艾条灸10~20分钟。

◎**按摩法**：以手指指腹轻轻按压，可同时揉捏两耳。

标准定位 / 在面部，耳屏上切迹与下颌骨髁突之间的凹陷中。

穴位速取 / 1.取侧坐位，在耳屏上方、下颌骨髁突后缘的凹陷处（如图），按压有酸胀感。

2.取侧坐位，微张口，在听宫直上0.5寸的凹陷中，按压有酸胀感。

耳和髎

祛风通络，消肿止痛

国际编号
TE22

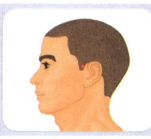
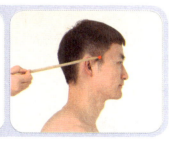

养生功效 / 按压耳和髎可缓解头痛、耳鸣、口眼歪斜、外耳道炎、牙关紧闭、面肌痉挛、下颌关节炎等。

常用疗法 / ◎**灸法**：温针灸3~5壮，或艾条灸5~10分钟。

◎**按摩法**：以手指指腹或指间关节向下按压，并做圈状按摩。

标准定位 / 在头部，鬓发后缘，耳郭根的前方，颞浅动脉的后缘。

穴位速取 / 1.取侧坐位，在头部，鬓发后缘，耳郭根的前方，颞浅动脉的后缘（如图），按压有酸胀感。

2.取侧坐位，在头部，鬓发后缘，耳郭根前1寸处，按压有酸胀感。

丝竹空

清头明目，散风止痛

国际编号 | TE23

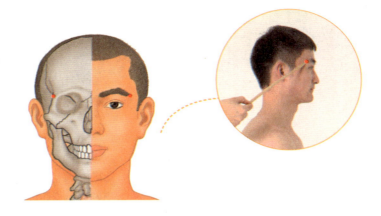

穴名释义 / "丝"，眉梢；"竹"，眉毛如竹丛，丝竹为古代的乐器，这里指气血的运行就像声音飘然而至；"空"，空虚、凹陷处。眉毛形如细竹，穴在眉梢凹陷中，故名。

养生功效 / 按摩或针灸丝竹空，能缓解头痛、头晕、目眩、目赤肿痛等；对眼球充血、视神经萎缩、齿痛、结膜炎、面部痉挛、面神经麻痹、小儿惊风等也有一定的疗效。

常用疗法 / 按摩法： 用拇指指腹向内揉按穴位，有酸、胀、痛的感觉。每天早晚各1次，每次左右各按1~3分钟。

标准定位 / 在头部，眉梢凹陷中。

穴位速取 / 1.取侧坐位，在面部，眉梢凹陷中（如图），按压有酸胀感。
2.取侧坐位，在面部，瞳子髎直上，眉梢凹陷中，按压有酸胀感。

穴位配伍

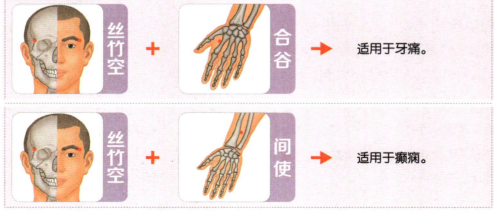

丝竹空 ＋ 合谷 → 适用于牙痛。

丝竹空 ＋ 间使 → 适用于癫痫。

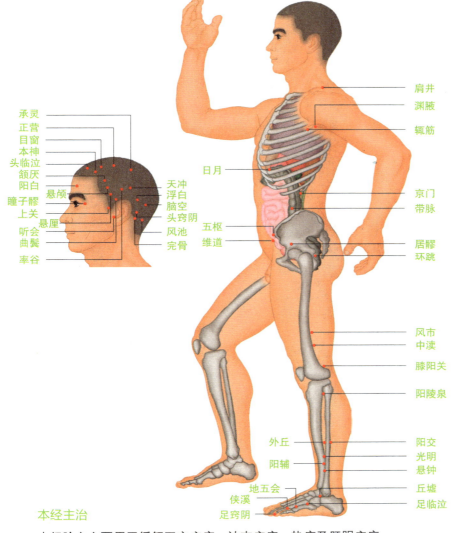

第11章

足少阳胆经

ZU SHAO YANG DAN JING

承灵
正营
目窗
本神
头临泣
颔厌
阳白
悬颅
瞳子髎
上关
悬厘
听会
曲鬓
率谷

天冲
浮白
脑空
头窍阴
风池
完骨

肩井
渊腋
辄筋

日月

京门
带脉

居髎
环跳

五枢
维道

风市
中渎

膝阳关

阳陵泉

外丘
阳辅

阳交
光明
悬钟

地五会
侠溪
足窍阴

丘墟
足临泣

本经主治

本经腧穴主要用于缓解五官疾病、神志疾病、热病及肝胆疾病。

穴位数量	88个
经络走向	起于眼睛外侧的瞳子髎，经耳后、颈、胸胁、侧腹、腿外侧，止于足部第4趾的足窍阴。
穴位分布	分布于头部、肩颈、侧胸、侧腹、髋部及下肢部。

瞳子髎

疏散风热，明目退翳

国际编号 | GB1

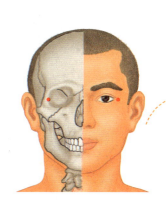
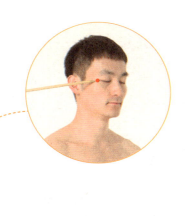

养生功效 / 经常按摩或针灸瞳子髎，能缓解眼部疾病，如青光眼、角膜炎等。此穴还可用于缓解颜面痉挛、头痛、头晕等症状，以及消除鱼尾纹、柔润眼肌、紧实面部肌肤、改善气色。

常用疗法 / **按摩法：** 两手拇指相对用力垂直揉按穴位，有酸、胀、痛的感觉。每天早晚各揉按1次，每次左右各揉按1～3分钟，或双侧同时按揉。

标准定位 / 在头部，目外眦外侧0.5寸凹陷中。

穴位速取 / 1.取正坐仰靠位，在面部，闭目，当眼角纹处（如图），按压有酸胀感。

2.取正坐位，在面部，目外眦外侧0.5寸凹陷中，当眶外缘处，按压有酸胀感。

3.取正坐位，在面部，目外眦外侧，眶骨外侧缘凹陷中，按压有酸胀感。

穴位配伍

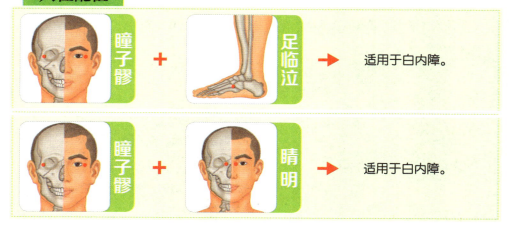

瞳子髎 + 足临泣 → 适用于白内障。

瞳子髎 + 睛明 → 适用于白内障。

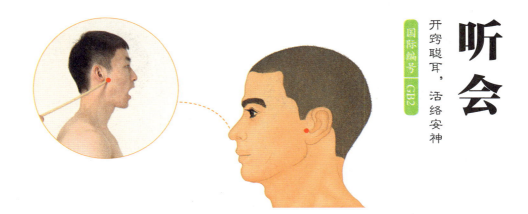

开窍聪耳，活络安神

听会

养生功效 / 听会位于面部，按压此穴可改善各种面部疾患，对耳鸣、突发性耳聋、腮腺炎、齿痛、颞下颌关节紊乱症、口歪、脑血管疾病后遗症等有不错的疗效。

常用疗法 / ◎**灸法**：艾条灸5～10分钟即可。

◎**按摩法**：以手指指腹或指间关节向下按压，并做圈状按摩。

标准定位 / 在面部，耳屏间切迹与下颌骨髁突之间的凹陷中。

穴位速取 / 1.取侧坐位，张口取穴，手置于耳屏下方、下颌骨髁突后缘，按压有一凹陷，张口时凹陷更明显（如图），按压有酸胀感。

2.取侧坐位，张口取穴，在耳屏间切迹前的凹陷处，张口时凹陷会更明显，按压有酸胀感。

穴位配伍

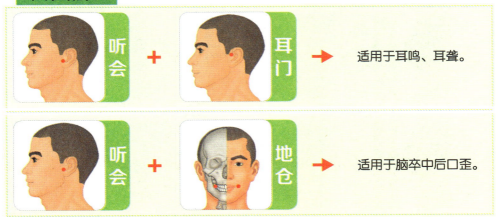

听会 ＋ 耳门 → 适用于耳鸣、耳聋。

听会 ＋ 地仓 → 适用于脑卒中后口歪。

上关

通利耳窍，散风通络

国际编号 GB3

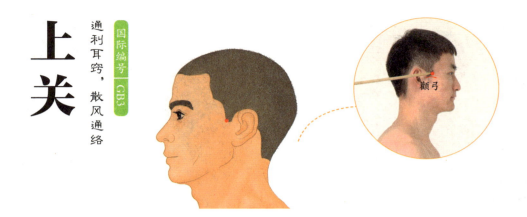

颧弓

穴名释义 / "上"指上方；"关"引申为机关。穴在下颌关节前上方，牙关为开阖之机关，又与下关相对，故名。

养生功效 / 按压上关对偏头痛、眩晕、耳鸣、耳聋、齿痛、口噤、口眼歪斜、面神经麻痹、颞下颌关节紊乱症等有很好的缓解作用。

常用疗法 / ◎**灸法**：艾炷灸3~5壮，或艾条灸5~10分钟。

◎**按摩法**：以手指指腹或指间关节向下按压，并做圈状按摩。

标准定位 / 在头部，颧弓上缘中央凹陷中。

穴位速取 / 1.取正坐位，耳前颧弓上，张口时有孔，按压有酸胀感。

2.取正坐位，从耳屏向前量2横指，耳前颧弓上侧可触及凹陷处（如图），张口时凹陷更明显，按压有酸胀感。

穴位配伍

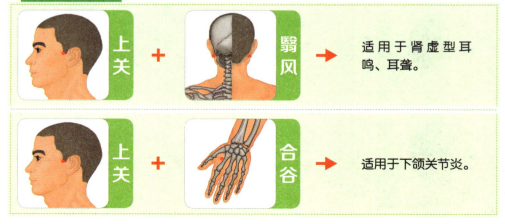

上关 + 翳风 → 适用于肾虚型耳鸣、耳聋。

上关 + 合谷 → 适用于下颌关节炎。

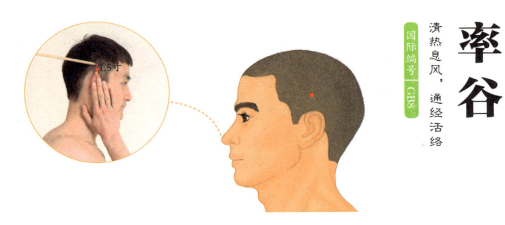

率谷

国际编号 GB8

清热息风，通经活络

穴名释义／ "率"，统率；"谷"，两山之间，为肉的交会处。穴在耳上，为以"谷"命名的诸穴的最高者，为诸谷之统率，故名。

养生功效／ 率谷为足少阳胆经、足太阳膀胱经之会，主要用于治疗偏头痛、三叉神经痛、面神经麻痹、眩晕、小儿惊风、流行性腮腺炎等头面部疾患。

常用疗法／ ◎**灸法：** 间接灸3～5壮，或艾条灸5～10分钟。

◎**按摩法：** 以手指指腹或指间关节向下按压，并做圈状按摩。

标准定位／ 在头部，耳尖直上入发际1.5寸。

穴位速取／ 1.取侧坐位，将耳朵向前折，于耳尖（角孙）直上入发际1.5寸（食指或中指）处（如图），咀嚼时，按压有肌肉鼓动处。

2.取侧坐位，从角孙直上2横指处，按压有酸胀感。

穴位配伍

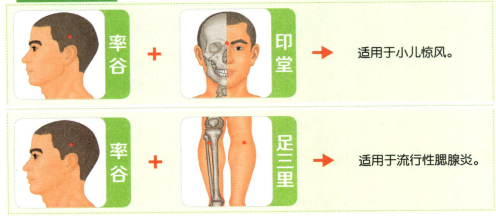

率谷 ＋ 印堂 ➡ 适用于小儿惊风。

率谷 ＋ 足三里 ➡ 适用于流行性腮腺炎。

天冲

祛风定惊，清热散结

国际编号
GB9

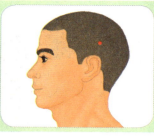
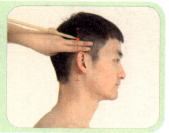

养生功效 / 按压天冲可起到益气补阳的作用，可有效缓解头痛、牙龈肿痛、癫痫、惊恐等疾患。

常用疗法 / ◎**灸法：** 间接灸3～5壮，或艾条灸5～10分钟。

◎**按摩法：** 将4指并拢轻按穴位，每天早晚各揉按1次，每次左右各揉按1～3分钟，可双侧同时揉按。

标准定位 / 在头部，耳根后缘直上，入发际2寸。

穴位速取 / 1.取侧坐位或侧卧位，从耳根后缘直上，入发际2横指处（如图），按压有痛感。

2.取侧坐位或侧卧位，在头部率谷后0.5寸处，按压有痛感。

浮白

清头散风，理气散结

国际编号
GB10

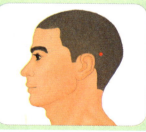
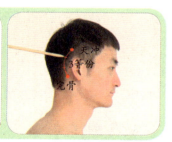

养生功效 / 浮白内通于耳，下通于颈项，故头、颈、咽喉等部位的疾病可通过按摩或针灸此穴来缓解，如头痛、目痛、牙痛、耳鸣、耳聋、甲状腺肿大、支气管炎、扁桃体炎、脑卒中后遗症。

常用疗法 / ◎**灸法：** 间接灸3～5壮，或艾条灸5～10分钟。

◎**按摩法：** 以手指指腹或指间关节向下按压，并做圈状按摩。

标准定位 / 在头部，耳后乳突的后上方，从天冲至完骨的弧形连线的上1/3与下2/3交点处。

穴位速取 / 取侧坐位或侧卧位，先取天冲、完骨，于两穴间与耳郭相应的弧形连线的上1/3与下2/3交点处（如图）。

头窍阴

理气镇痛，开窍聪耳

国际编号
GB11

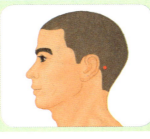
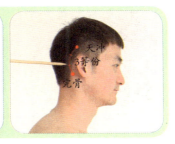

养生功效 / 对于重听症初期，可持续按压头窍阴加以改善。此外，按压此穴也可以缓解头痛、眩晕、颈部疼痛、小腿抽筋等。

常用疗法 / ◎灸法：间接灸3～5壮，或艾条灸5～10分钟。

◎按摩法：上半身保持挺直的姿势，以手指指腹或指间关节向下按压，并做圈状按摩。

标准定位 / 在头部，耳后乳突的后上方，从天冲至完骨的弧形连线的上2/3与下1/3交点处。

穴位速取 / 取侧坐位或侧卧位，先取天冲、完骨，于两穴间与耳郭相应的弧形连线的上2/3与下1/3交点处（如图），按压有酸胀感。

完骨

通经活络，祛风清热

国际编号
GB12

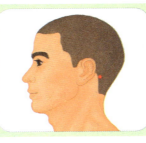
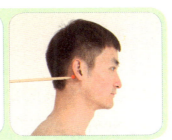

养生功效 / 按压完骨对偏头痛、眩晕、面神经麻痹、失眠等有疗效。通过刺激此穴，体位性眩晕、耳部疾病、颈部疼痛等也能得到缓解。

常用疗法 / ◎灸法：间接灸或温针灸3～5壮，或艾条灸5～10分钟。

◎按摩法：轻度摩擦颈部，以拇指指腹缓慢按压左右两侧穴位。

标准定位 / 在颈部，耳后乳突的后下方凹陷中。

穴位速取 / 1.取侧坐位，在头部，耳后乳突下方沿后缘可触及凹陷处（如图），按压有振动感。
2.取侧坐位或侧卧位，在头部，在耳后高骨（乳突）后下方可触及凹陷处，用力按压有酸胀感。

本神

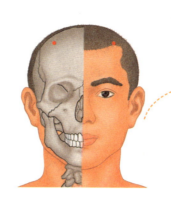

祛风定惊，清阳止痛

国际编号 GB13

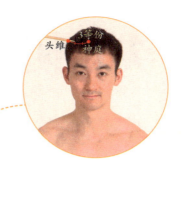

头维 3等份 神庭

穴名释义 / "本"，人之根本也；"神"，神志。穴在头部，在神庭的旁边，而头为元神所在，此穴为治疗神志疾病的要穴，故名。

养生功效 / 按压本神对神志疾病有疗效，可治疗头痛、眩晕、目疾、癫痫、小儿惊风、胸胁痛、脑血管疾病后遗症等。

常用疗法 / ◎**灸法**：间接灸3~5壮，或艾条灸5~10分钟。
◎**按摩法**：以手指指腹或指间关节向下按压，并做圈状按摩。

标准定位 / 在头部，前发际上0.5寸，头正中线旁开3寸。

穴位速取 / 1.取正坐位，在头部，先取神庭与头维，在两穴弧形连线的内2/3与外1/3的交点处（如图），按压有酸胀感。
2.取正坐位，从外眼角直上入发际半横指处，按压有酸胀感。

特别说明 / 此穴为足少阳胆经、阳维脉的交会穴。

穴位配伍

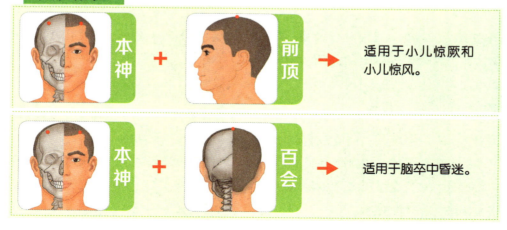

本神 + 前顶 → 适用于小儿惊厥和小儿惊风。

本神 + 百会 → 适用于脑卒中昏迷。

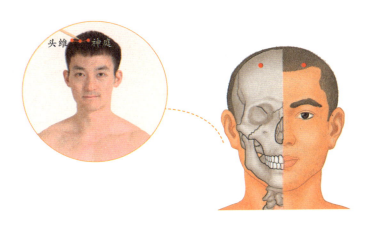

头临泣

清头明目，安神定志

穴名释义 / "头"，头部；"临"，有居高临下之意；"泣"，流泪。穴在头部，当人哭泣时，穴下泪流而出，故名。

养生功效 按压头临泣对慢性鼻炎、鼻窦炎等鼻部疾病及头痛、眩晕、癫痫、流泪、屈光不正、急慢性结膜炎、小儿高热、小儿惊痫、脑血管疾病、耳鸣、口苦等有疗效。此外，当前额疼痛或失去意识时，也可刺激此穴。

常用疗法 / ◎灸法：间接灸3~5壮，或艾条灸5~10分钟。

◎按摩法：以手指指腹或指间关节向下按压，并做圈状按摩。

标准定位 / 在头部，前发际上0.5寸，瞳孔直上。

穴位速取 / 1.取正坐位，目正视，在头部，神庭与头维弧形连线的中点处（如图），按压有酸胀感。

2.取正坐位，目视前方，在头部，瞳孔直上，自前发际直上半横指处，按压有酸胀感。

穴位配伍

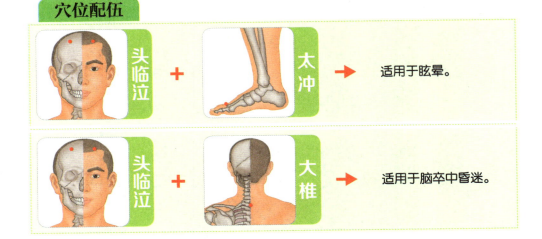

头临泣 + 太冲 → 适用于眩晕。

头临泣 + 大椎 → 适用于脑卒中昏迷。

风池

祛风解毒，通利孔窍

国际编号（GB20）

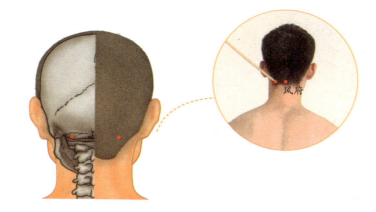

风府

穴名释义 / "风"，风邪；"池"，池塘。从字面上看，风池指可以蓄积风邪的穴位。穴在枕骨下，后发际的凹陷处，为改善风邪疾患的重要穴位。

养生功效 / 风池是缓解感冒的重要穴位，按压此穴对于由感冒引起的关节疼痛、发热、咳嗽、鼻塞、鼻渊、疲倦等症状有改善效果。另外，此穴还能用于缓解和改善失眠、颈项强痛、头痛、头晕、腰酸背痛、眼睛疲劳、落枕等。

常用疗法 / ◎**灸法**：温针灸3～5壮，或艾条灸5～10分钟。

◎**按摩法**：当患者自行按摩时，以双手的拇指分别抵住两边穴位，其余手指可放于头部，用力按压4～5次。

标准定位 / 在项部，枕骨之下，胸锁乳突肌上端与斜方肌上端之间的凹陷中。

穴位速取 / 取坐位，在头部，枕骨下两侧，斜方肌上端与胸锁乳突肌上端之间的凹陷中，横平风府（如图），按压有酸胀感。

穴位配伍

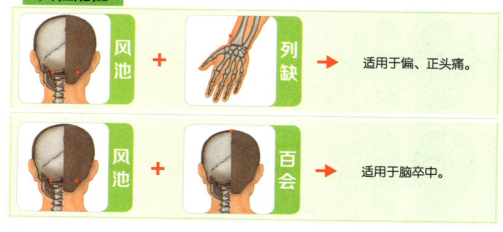

风池 ＋ 列缺 → 适用于偏、正头痛。

风池 ＋ 百会 → 适用于脑卒中。

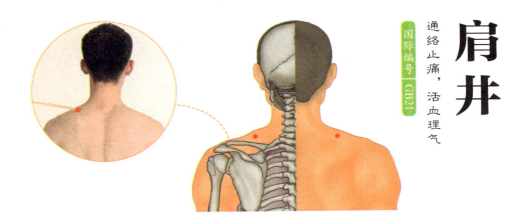

通络止痛，活血理气

肩井

国际编号 GB21

穴名释义 / "肩"，肩部；"井"指汲水的坑洞。肩井在肩上凹陷处，因凹陷颇深，犹如水井，故名。

养生功效 / 按压肩井可缓解手臂酸麻、肩周炎、落枕、肩背痹痛、颈项强痛，对湿疹、疲劳、手脚冰冷、脑血管疾病后遗症也有很好的改善效果。另外，女性乳汁分泌不足、乳腺炎等也可通过按压肩井得到缓解。

常用疗法 / ◎**灸法**：间接灸3~7壮，或艾条灸5~10分钟。

◎**按摩法**：以手指指腹或指间关节向下按压4~5次，并做圈状按摩。

标准定位 / 在颈后部，第7颈椎棘突与肩峰最外侧点连线的中点。

穴位速取 / 1.取坐位，在肩上，大椎与肩峰端连线的中点上，向下直对乳头（如图）。

2.按摩者以手掌后第1横纹按在被按摩者肩胛冈下缘，拇指按在第7颈椎下，其余4指并拢按在肩上，食指靠于颈部，中指屈曲，在中指尖处。

穴位配伍

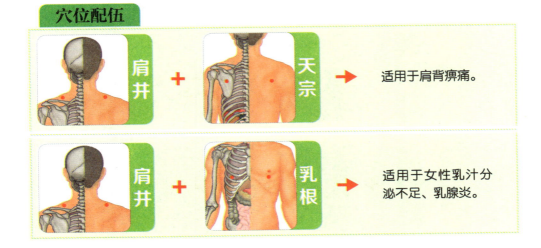

肩井 + 天宗 → 适用于肩背痹痛。

肩井 + 乳根 → 适用于女性乳汁分泌不足、乳腺炎。

带脉

健脾调经，通经止痛

国际编号 GB26

1.8寸 章门
肚脐

穴名释义 / "带"，束带；"脉"，经脉。穴为带脉经气所过，也是足少阳胆经和带脉交会之所，像一条带子缠绕着腰部，故名。

养生功效 / 带脉主治妇科疾病，如月经失调、白带异常等。此外，此穴还可用于缓解腰部或腹部酸痛、腹泻、尿量少、排尿困难、小儿慢性肠胃疾病。

常用疗法 / ◎灸法：间接灸3～7壮，或艾条灸5～15分钟。

◎按摩法：按摩者将两手的食指、无名指、中指并拢，同时按揉被按摩者左右两侧穴位，注意力度要适中。

标准定位 / 在侧腹部，第11肋骨游离端垂线与脐水平线的交点上。

穴位速取 / 取侧坐位，举臂，先取章门，在其下1.8寸处，横平肚脐（如图），按压有酸胀感。

穴位配伍

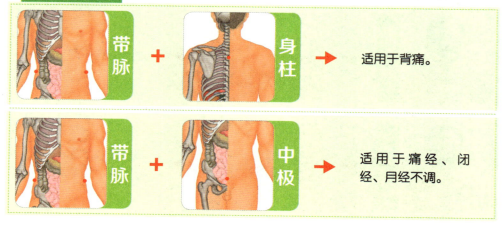

带脉 ＋ 身柱 → 适用于背痛。

带脉 ＋ 中极 → 适用于痛经、闭经、月经不调。

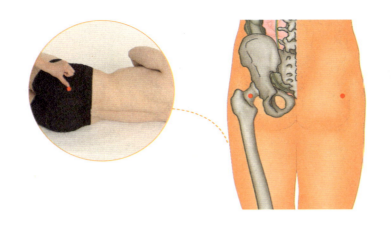

环跳

国际编号 GB30

疏通经络，活血止痛

穴名释义 / "环"，环曲；"跳"，跳跃。穴在髀枢中，侧卧伸下足，屈上足取之，因其屈膝屈髋呈环曲，如跳跃状，故名。

养生功效 / 环跳是下肢的枢纽，常刺激此穴可以活络下肢气血，达到通经活络的功效，因此，此穴是改善下肢疾病的重要穴位。按压此穴可改善腰胯疼痛、挫闪腰痛、半身不遂、坐骨神经痛、下肢麻痹、行动不便等，并有促进血液循环的功效。

常用疗法 / ◎**灸法**：温针灸3~5壮，或艾条灸5~15分钟。

◎**按摩法**：以手指指腹或肘关节向下按压，并做圈状按摩。

标准定位 / 在臀部，股骨大转子最凸点与骶管裂孔连线的外1/3与内2/3交点处。

穴位速取 / 取侧卧位，伸直下腿，屈上腿，以拇指关节横纹按在股骨大转子上，拇指指向脊柱，在拇指尖处（如图），按压有酸胀感。

穴位配伍

| 环跳 | + | 殷门 | → | 适用于坐骨神经痛。 |

| 环跳 | + | 悬钟 | → | 适用于风寒湿痹。 |

风市

舒筋活络，祛风止痒

国际编号 GB31

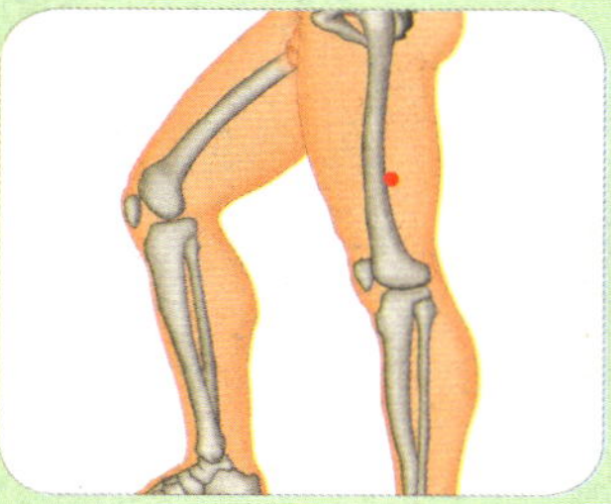

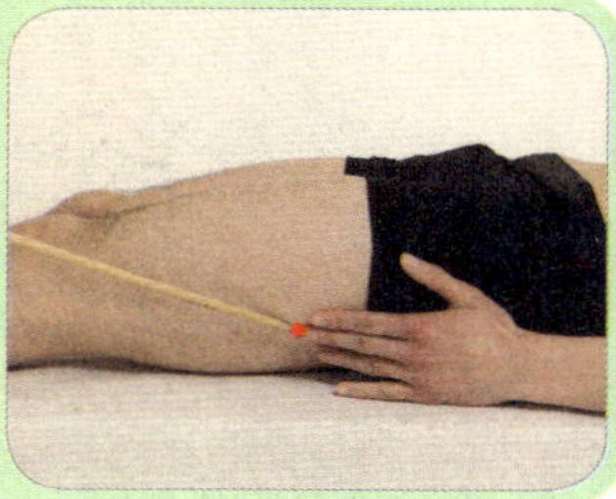

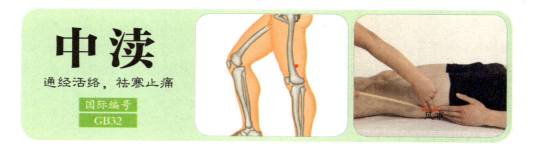

养生功效 / 风市有祛风湿、强壮筋骨的作用。按压此穴对瘫痪、下肢麻痹、关节炎有很好的治疗效果，同时还能促进下肢血液循环，消除腿部水肿。

常用疗法 / ◎**灸法**：直接灸3～5壮，或温和灸5～15分钟。

◎**按摩法**：以手指指腹或指间关节向下按压4～5次，并做圈状按摩。

标准定位 / 在股外侧，腘横纹上9寸，髂胫束后缘。

穴位速取 / 1.取仰卧位，两手自然伸直，在大腿外侧部的中线上，中指尖处（如图），按压有酸胀感。

2.取仰卧位，在大腿外侧部的中线上，腘横纹上9寸处，按压有酸胀感。

中渎

通经活络，祛寒止痛

国际编号 GB32

养生功效 / 中渎是缓解下肢疾病的重要穴位，按压此穴可治疗肌肉麻痹、半身不遂、腿部外侧神经痛、坐骨神经痛等疾病。

常用疗法 / ◎**灸法**：直接灸3～7壮，或温和灸5～15分钟。

◎**按摩法**：以手指指腹或指间关节向下按压，并做圈状按摩。

标准定位 / 在股外侧，腘横纹上7寸，髂胫束后缘。

穴位速取 / 1.取仰卧位，在大腿外侧，先取风市，在其下2横指处（如图），按压有酸胀感。

2.取侧卧位，在大腿外侧部的中线上，腘横纹上7寸处，按压有酸胀感。

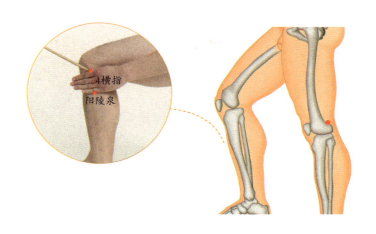

国际编号｜GB33

通利关节，疏通筋脉

膝阳关

穴名释义 ╱ "膝"，膝部；"阳"，阴阳之阳，外侧；"关"，机关。穴在膝关节的外侧，外为阳，故名。

养生功效 ╱ 按压膝阳关可缓解膝髌肿痛、膝关节炎、鹤膝风、坐骨神经痛、小腿麻木、股外侧皮神经炎、脚气（维生素B₁缺乏病）等。

常用疗法 ╱ ◎**灸法**：直接灸3～7壮，或温和灸5～15分钟。
◎**按摩法**：以手指指腹或指间关节向下按压，并做圈状按摩。

标准定位 ╱ 在膝外侧，股骨外上髁后上缘，股二头肌腱与髂胫束之间的凹陷中。

穴位速取 ╱ 取正坐位，屈膝90°，在膝外侧，先取阳陵泉，再向上量4横指（3寸）处（如图），按压有酸胀感。

穴位配伍

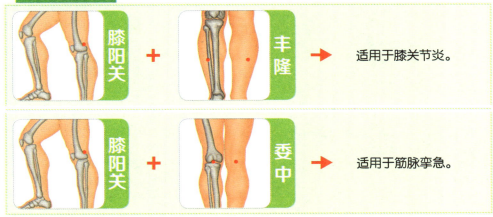

膝阳关 ＋ 丰隆 → 适用于膝关节炎。

膝阳关 ＋ 委中 → 适用于筋脉挛急。

阳陵泉

活血通络，疏调经脉

国际编号｜GB34

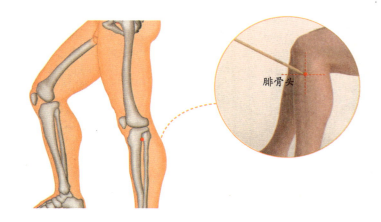

腓骨头

穴名释义 ／ "阳"，阴阳之阳，外侧；"陵"，高处；"泉"，凹陷。穴在下肢外侧，为人体某部位外侧凹陷处，犹如山陵下之水泉，故名。

养生功效 ／ 阳陵泉主要用于缓解和改善胆管和下肢疾病，如下肢瘫痪酸麻、肌肉抽筋、筋骨僵硬、坐骨神经痛、腰痛、膝盖痛、小儿麻痹、眩晕等。此外，按压此穴也能促进血液循环，有瘦腿的功效。

常用疗法 ／ ◎灸法：温针灸3～5壮，或艾条灸5～15分钟。

◎**按摩法**：以手指指腹或指间关节按压4～5次。按摩时，需朝骨头突出部位施力。

标准定位 ／ 在小腿外侧，腓骨头前下方凹陷中。

穴位速取 ／ 取仰卧位，先在小腿外侧摸到腓骨头，过腓骨头前缘作一条垂线，再过腓骨头的下缘作一水平线，在两条线的交点处（如图）。

特别说明 ／ 足少阳胆经的合穴，八会穴的筋会。

穴位配伍

| 阳陵泉 | + | 风市 | → | 适用于半身不遂、下肢痿痹。 |

| 阳陵泉 | + | 中冲 | → | 适用于小儿惊风。 |

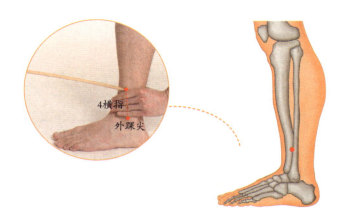

4横指
外踝尖

通经活络，疏筋止痛

国际编号 GB39

悬钟

穴名释义 / "悬"，悬挂；"钟"，聚。穴在外踝上，未及于足，犹如悬挂之状，故名。

养生功效 / 悬钟主要用于治疗腰腿痛、坐骨神经痛、半身不遂、脚气（维生素B₁缺乏病）、颈项强痛、颈椎病、肩痛、胸胁疼痛。另外，当颈肩右侧僵硬疼痛时，可通过按摩左脚的悬钟来缓解症状。

常用疗法 / ◎灸法： 直接灸3~7壮，或艾条灸5~15分钟。

◎按摩法： 以手指指腹或指间关节向下按压，并做圈状按摩，也可以弯曲手指，以指关节轻轻敲打。施力时方向应略偏向腓骨的后方。

标准定位 / 在小腿外侧，外踝尖上3寸，腓骨前缘。

穴位速取 / 取正坐位，从外踝尖向上量4横指（3寸），腓骨前缘处（如图），按压有酸胀感。

穴位配伍

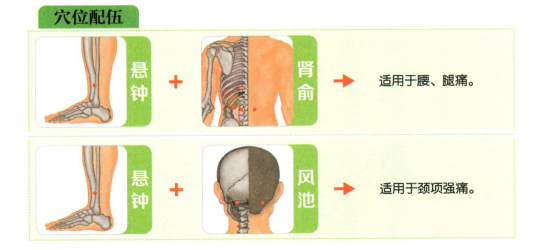

悬钟 + 肾俞 ➝ 适用于腰、腿痛。

悬钟 + 风池 ➝ 适用于颈项强痛。

第12章

足厥阴肝经

ZU JUE YIN GAN JING

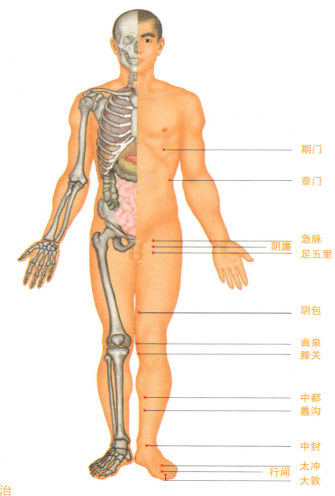

期门

章门

急脉
阴廉　足五里

阴包

曲泉
膝关

中都
蠡沟

中封
太冲
行间　大敦

本经主治

本经腧穴可预防和缓解五官疾病、神志疾病、热病、泌尿生殖系统疾病及肝胆疾病等。

穴位数量	28个
经络走向	起于足大趾外侧的大敦，经下肢、腹部，止于乳房下方的期门。
穴位分布	分布于下肢、腹部及胸胁部。

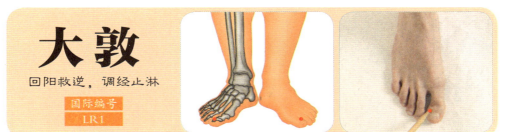

大敦

回阳救逆，调经止淋

国际编号
LR1

养生功效 / 大敦能用于改善疝气、子宫脱垂、月经失调、阴部瘙痒等，也是脑卒中昏迷时的急救穴位。此外，精神紧绷、精神不佳、焦躁不安等也可以通过按压此穴得到改善。

常用疗法 / ◎**灸法**：艾炷灸3～7壮，或艾条灸5～10分钟。

◎**按摩法**：以手指指尖或棒状物压迫穴位，或以拇指与食指捏住脚趾的两侧加以揉捏，间接刺激穴位。

标准定位 / 在足趾，大趾末节外侧，趾甲根角侧后方0.1寸。

穴位速取 / 王坐伸足，大趾末节外侧，趾甲根角侧后方0.1寸处（如图）。

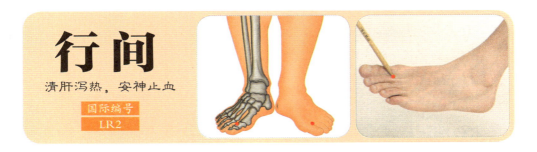

行间

清肝泻热，安神止血

国际编号
LR2

养生功效 / 行间是泻肝火的要穴。如果经常感觉两肋胀痛、口苦，多是由于肝火旺，而牙痛、脸颊肿痛、口腔溃疡、鼻出血等，多是由于心火旺，这些火虽不在肝上，但多按揉行间是可以清肝消火以降心火的。此外，按揉此穴还可以有效改善目赤肿痛、失眠、痛经、月经不调、带下、小便不利等病症。

常用疗法 / ◎**灸法**：艾条灸5～10分钟。

◎**按摩法**：以手指指腹或指间关节向下按压，并做圈状按摩。

标准定位 / 在足背，第1、2趾间，趾蹼缘后方赤白肉际处。

穴位速取 / 侧坐伸足，在足背，第1、2趾之间连接的缝纹头，按压有凹陷处（如图）。

太冲

调经和血，疏肝理气

国际编号 LR3

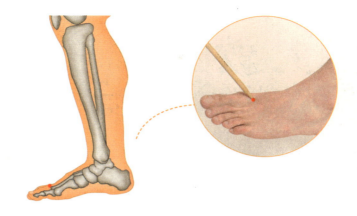

穴名释义 / "太"，大；"冲"，冲盛。肝藏血，冲为血海，肝与冲脉、气脉相应而盛大，故名。

养生功效 / 太冲是肝经的重要穴位，按压此穴，可改善乳腺炎、头痛、失眠、眩晕、高血压、痛经、肝炎等。

常用疗法 / ◎灸法：艾炷灸或温针灸3～5壮，或艾条灸5～15分钟。

◎按摩法：以手指指腹或指间关节向下按压，并做圈状按摩。

标准定位 / 在足背，第1、2跖骨间，跖骨底结合部前方凹陷中，或触及动脉搏动。

穴位速取 / 侧坐伸足，在足背，第1、2跖骨间，跖骨底结合部前方凹陷中（如图）。

穴位配伍

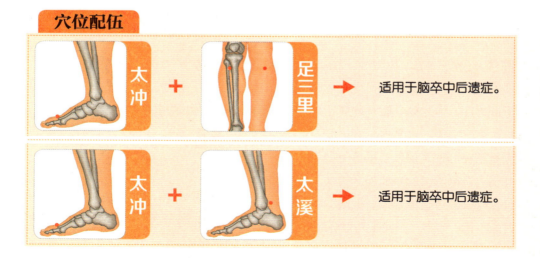

太冲 + 足三里 → 适用于脑卒中后遗症。

太冲 + 太溪 → 适用于脑卒中后遗症。

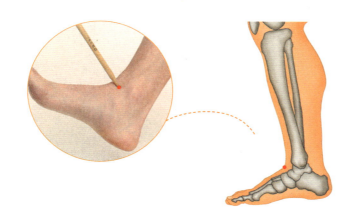

通经活络，疏肝解郁

国际编号 LR4

中封

穴名释义 / "中"，中间；"封"，边界。穴在内踝高点的前方，以胫骨前肌肌腱内侧为界，前有筋，后有骨，穴当其中。

养生功效 / 按压中封，可缓解内踝肿痛等踝关节疾病、风湿性关节炎、下腹疼痛、排尿困难等。

常用疗法 / ◎灸法：艾炷灸或温针灸3~5壮，或艾条灸5~10分钟。
◎按摩法：由后方握住脚踝，以手指指腹向下按压，并做圈状按摩。

标准定位 / 在踝前内侧，足内踝前，胫骨前肌肌腱的内侧缘凹陷中。

穴位速取 / 侧坐伸足，拇指上翘，足背内侧可见一大筋（胫骨前肌肌腱），在其内侧，足内踝前下方可触及凹陷处（如图）。

穴位配伍

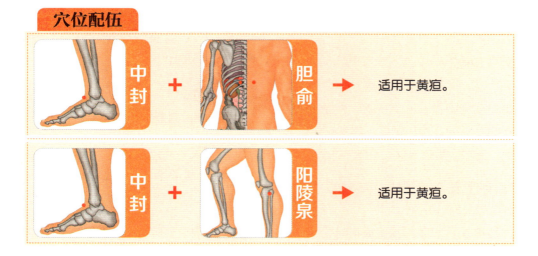

中封 ＋ 胆俞 ➡ 适用于黄疸。

中封 ＋ 阳陵泉 ➡ 适用于黄疸。

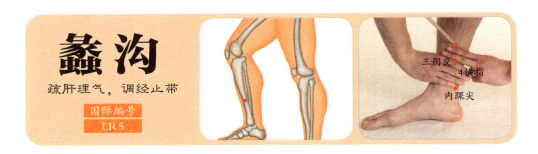

蠡沟

疏肝理气，调经止带

国际编号 LR5

养生功效 / 蠡沟可用于调节气血，清热利湿。如果女性有月经不调或白带过多等困扰，可以常刺激此穴加以改善。此外，此穴也可用于缓解及改善排尿困难、阴部湿疹、疝气、下腹肿痛、背部酸痛等。

常用疗法 / ◎灸法：艾炷灸3～5壮，或艾条灸5～10分钟。

◎**按摩法**：以手指指腹或指间关节向下按压，并做圈状按摩。

标准定位 / 在小腿前内侧，内踝尖上5寸，胫骨内侧面的中央。

穴位速取 / 取侧坐或仰卧位，内踝尖上4横指（3寸）为三阴交，再向上量2横指处（如图），胫骨内侧面的中央，按压有酸胀感。

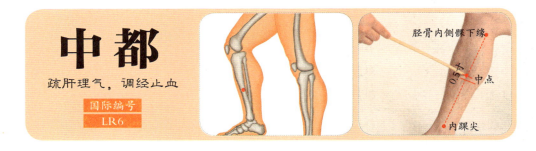

中都

疏肝理气，调经止血

国际编号 LR6

养生功效 / 中都主要用于治疗生殖系统疾病，尤其是女性疾病，如产后持续出血或分泌物多，子宫或卵巢等方面的疾病。另外，按压此穴还能缓解足部疼痛、腹胀、腹痛等。

常用疗法 / ◎灸法：艾炷灸3～5壮，或艾条灸5～10分钟。

◎**按摩法**：以手指指腹或指间关节向下按压，并做圈状按摩。

标准定位 / 在小腿前内侧，内踝尖上7寸，胫骨内侧面的中央。

穴位速取 / 取坐位，在内踝尖至胫骨内侧髁下缘连线中点的上0.5寸处（如图），按压有酸胀感。

特别说明 / 郄穴。

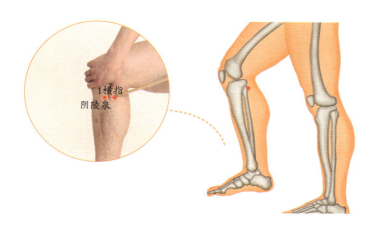

祛风除湿，疏利关节

膝关

穴名释义 / "膝"指穴在膝部；"关"，关卡。膝关名意指肝经的上行之气中滞重水湿在此沉降。穴在两腿骨相交之犊鼻下陷中。

养生功效 / 膝关可用于缓解风痹膝痛，长期按压此穴可改善和缓解膝髌肿痛、下肢痿痹、痛风、风湿性关节炎等症。

常用疗法 / ◎灸法：艾炷灸3～5壮，或艾条灸5～10分钟。

◎按摩法： 以手指指腹或指间关节向下按压，并做圈状按摩。

标准定位 / 在小腿内侧，胫骨内侧髁的下方，阴陵泉后1寸。

穴位速取 / 取坐位，屈膝，先取胫骨内侧髁下缘的阴陵泉，再由阴陵泉向后量1横指，可触及凹陷处（如图），按压有酸胀感。

穴位配伍

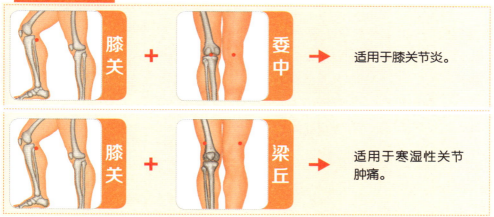

膝关 + 委中 → 适用于膝关节炎。

膝关 + 梁丘 → 适用于寒湿性关节肿痛。

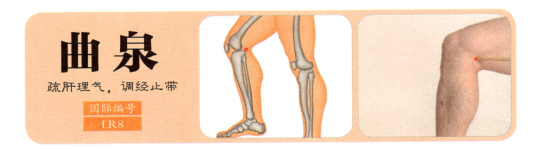

曲泉

疏肝理气，调经止带

国际编号
LR8

养生功效 / 按压曲泉可调节体液代谢，缓解腹泻、排尿困难、排尿疼痛、尿频。此外，足部疼痛、胫骨痛、月经不调、月经量异常等，也可以通过刺激此穴来缓解。

常用疗法 / ◎**灸法**：艾炷灸3～5壮，或艾条灸5～10分钟。

◎**按摩法**：以手指指腹或指间关节向下按压4～5次，并做圈状按摩。

标准定位 / 在膝内侧，腘横纹内侧端，半腱肌肌腱内缘凹陷中。

穴位速取 / 取正坐位，屈膝，在腘横纹内侧端最明显的肌腱内侧凹陷中（如图），按压有酸胀感。

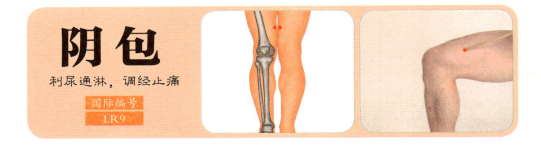

阴包

利尿通淋，调经止痛

国际编号
LR9

养生功效 / 由于肝脉位于脾肾二经之间，三经皆属阴，而阴包位于股内廉两筋间，主要用于缓解腹部及胞宫各种疾患。坚持刺激此穴，对腰骶痛、小便不利、尿失禁及腰肌劳损有很好的缓解作用。

常用疗法 / ◎**灸法**：艾炷灸3～5壮，或艾条灸5～10分钟。

◎**按摩法**：以手指指腹或指间关节向下按压，并做圈状按摩。

标准定位 / 在股内侧，髌底上4寸，股薄肌与缝匠肌之间。

穴位速取 / 股骨内上髁上4寸，阴市上1横指处（如图）。

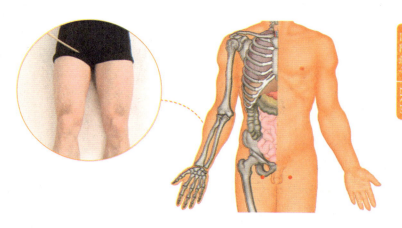

足五里

穴名释义 ∕ "足"指穴在足部；"里"有居的含义。穴当箕门上5寸，正居大脉中央，是足厥阴肝经倒数第5穴，故名。

养生功效 ∕ 经常刺激足五里，对小腹胀痛、小便不利、阴挺、睾丸肿痛、阴囊湿疹、嗜卧、四肢倦怠、胃下垂有良好的疗效。

常用疗法 ∕ ◎灸法：艾炷灸3～5壮，或艾条灸5～10分钟。

◎**按摩法**：4指并拢由下往上揉按穴位，有酸、胀、痛的感觉。每次左右各揉按3～5分钟，揉按时先左后右或两侧同时进行。

标准定位 ∕ 在股内侧，气冲直下3寸，动脉搏动处。

穴位速取 ∕ 取仰卧位，在大腿根部，耻骨联合上缘的下方，长收肌的前缘，气冲下3寸，按压有动脉搏动处（如图）。

穴位配伍

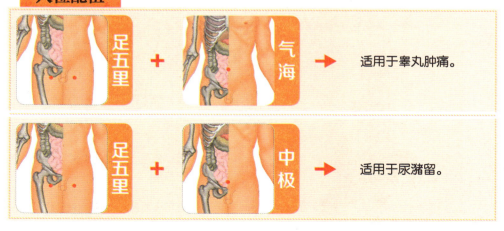

足五里 + 气海 → 适用于睾丸肿痛。

足五里 + 中极 → 适用于尿潴留。

第13章

督脉

DU MAI

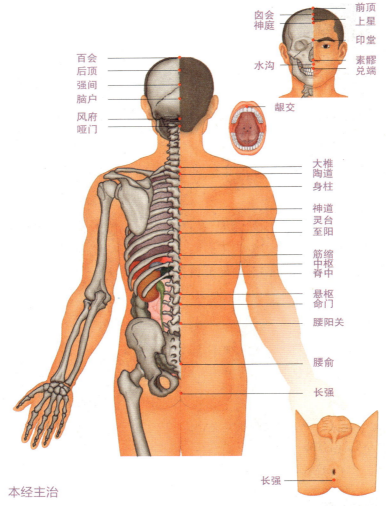

百会
后顶
强间
脑户
风府
哑门

囟会
神庭
水沟

前顶
上星
印堂
素髎
兑端

龈交

大椎
陶道
身柱
神道
灵台
至阳
筋缩
中枢
脊中
悬枢
命门
腰阳关
腰俞
长强

长强

本经主治

本经腧穴主要用于治疗神经系统疾病、呼吸系统疾病、消化系统疾病、泌尿生殖系统疾病和本经脉所经部位的疾患。

穴位数量	29个
经络走向	起于长强，沿背部直上，经头顶，止于印堂。
穴位分布	分布于骶部、腰背、头颈及面部。

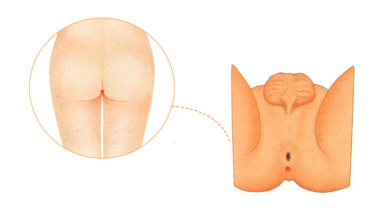

长强

国际编号 | GV1

宁神止痉，消痔通便

穴名释义 / "长"，长短之长；"强"，强弱之强。穴为督脉之络，督脉夹脊而行，其骨行长而强，故名。

养生功效 / 按压长强有消炎止痛、强健腰脊的作用，可缓解便秘、脱肛、腹泻、痔疮、痢疾、便血、遗尿、尿潴留、阳痿、阴囊湿疹、外阴瘙痒、癫痫、小儿疝气、腰脊酸痛、小儿惊风、抽筋或精神方面的病症。另外，在所有调理痔疮的穴位中，长强是最重要的穴位。

常用疗法 / ◎ **按摩法：** 被按摩者俯卧，双脚稍微分开，按摩者以拇指指腹按压。

标准定位 / 在会阴部，尾骨下方，尾骨端与肛门连线的中点处。

穴位速取 / 跪伏或取胸膝卧位，在尾骨尖端与肛门连线的中点凹陷处（如图）。

特别说明 / 络穴，督脉与足少阳胆经、足少阴肾经的交会穴。

穴位配伍

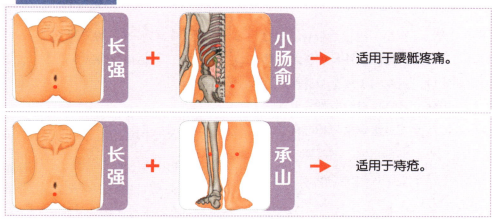

长强 ＋ 小肠俞 → 适用于腰骶疼痛。

长强 ＋ 承山 → 适用于痔疮。

腰俞

益肾强腰，调经利湿

国际编号
GV2

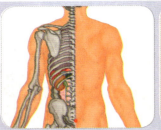

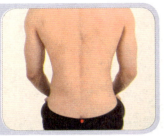

养生功效 / 腰俞可用于缓解腰骶疼痛、下肢痿痹，对月经不调、痛经、闭经、盆腔炎、痔疮、脱肛、小便短赤、尿失禁、尿路感染、阳痿、遗精等泌尿生殖系统疾病也有疗效。

常用疗法 / ◎**灸法**：直接灸或隔姜灸3～7壮，或艾条灸5～10分钟。

◎**按摩法**：按摩者以手指指腹或指间关节向下按压被按摩者身体的穴位，并做圈状按摩。

标准定位 / 在骶部，正对骶管裂孔，后正中线上。

穴位速取 / 取坐位，在骶部，先取尾骨上方的骶角，两骶角下缘的连线与后正中线的交点，正对骶管裂孔处（如图），按压有酸胀感。

腰阳关

除湿散寒，舒筋活络

国际编号
GV3

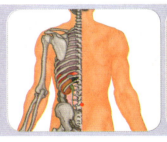

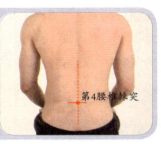

第4腰椎棘突

养生功效 / 腰阳关附近是全身活动时的受力最大处，是固精补肾、缓解腰痛的重要穴位，主要用于改善腰膝酸软、遗精、阳痿、月经失调、白带异常等。另外，按压此穴对缓解坐骨神经痛、风湿、关节炎、半身不遂、下肢寒冷、膀胱炎、尿频等也有不错的效果。

常用疗法 / ◎**灸法**：直接灸或隔姜灸3～7壮，或艾条灸5～10分钟。

◎**按摩法**：以拇指指腹向下按压，并做圈状按摩。

标准定位 / 在腰部，第4腰椎棘突下凹陷中，后正中线上。

穴位速取 / 取坐位，在腰部，两髂嵴高点连线与后正中线的交点处为第4腰椎棘突，在其下缘凹陷处（如图）。

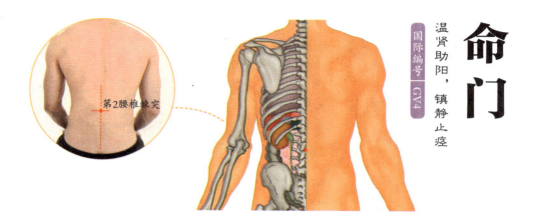

第2腰椎棘突

温肾助阳，镇静止痉

命门

穴名释义 / "命"，生命；"门"，门户。肾为生命之源，穴在两肾俞之间，元气之根本，生命之门户，故名。

养生功效 / 命门有提升精力、改善体质的作用。中医认为，此穴与胚胎的孕育密切相关，是人体生命的根源。它"掌管"先天的元气，因此可以增强体力，恢复元气。当体质虚弱或精力衰退时，通过刺激此穴，尤其当与肾俞、三焦俞、关元合用时，可以迅速恢复体力。

常用疗法 / ◎**灸法**：直接灸或隔姜灸3~7壮，或艾条灸5~10分钟。

◎**按摩法**：以手指指腹或指间关节向下按压，并做圈状按摩。

标准定位 / 在腰部，第2腰椎棘突下凹陷中，后正中线上。

穴位速取 / 取坐位，在腰部，两髂嵴高点连线与后正中线的交点处为第4腰椎棘突，向上数2个椎体棘突，即第2腰椎棘突，在其下缘凹陷处（如图）。

穴位配伍

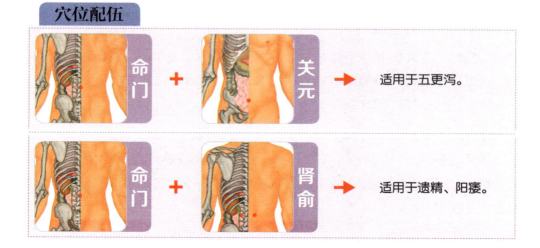

命门 + 关元 → 适用于五更泻。

命门 + 肾俞 → 适用于遗精、阳痿。

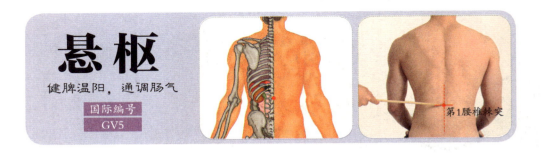

悬枢

健脾温阳，通调肠气

国际编号
GV5

第1腰椎棘突

养生功效 / 按压悬枢可治疗腰脊强痛、腰肌劳损、腹胀、腹痛、腹泻、痢疾、胃下垂、消化不良、脱肛等。

常用疗法 / ◎**灸法：** 直接灸或隔姜灸3～7壮，或温和灸5～10分钟。

◎**按摩法：** 以手指指腹或指间关节向下按压，并做圈状按摩。

标准定位 / 在腰部，第1腰椎棘突下凹陷中，后正中线上。

穴位速取 / 取坐位，在腰部，两髂嵴高点连线与后正中线的交点处为第4腰椎棘突，向上数3个椎体棘突，即第1腰椎棘突，在其下缘凹陷处（如图），按压有酸痛感。

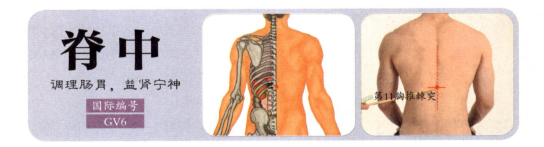

脊中

调理肠胃，益肾宁神

国际编号
GV6

第11胸椎棘突

养生功效 / 按压脊中可缓解肝部与腰部疾患，治疗腹泻、痢疾、痔疮、脱肛、便血、小儿疳积、腰脊强痛等。

常用疗法 / ◎**灸法：** 直接灸或隔姜灸3～7壮，或温和灸5～10分钟。

◎**按摩法：** 以手指指腹或指间关节向下按压，并做圈状按摩。

标准定位 / 在背部，第11胸椎棘突下凹陷中，后正中线上。

穴位速取 / 取坐位，两肩胛骨下角连线与后正中线的交点处为第7胸椎棘突，向下数4个椎体棘突，即第11胸椎棘突，在其下缘凹陷处（如图）。

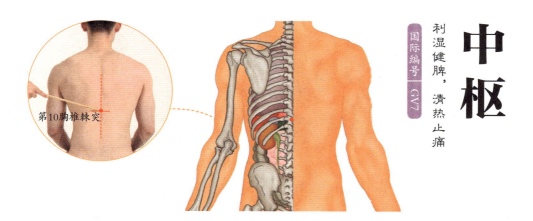

第10胸椎棘突

利湿健脾，清热止痛

国际编号 | GV7

中枢

穴名释义 / "中"，中间；"枢"，枢纽。穴在第10胸椎棘突下，接近于脊柱中部，为躯体运动之枢纽，故名。

养生功效 / 按压中枢可缓解胃痛、腹痛、胸背疼痛、呕吐、黄疸、食欲不振、胆囊炎、腰肌劳损等。另外，按压此穴对于缓解和改善腰背神经痛、视神经衰弱有良好的效果。

常用疗法 / ◎灸法：直接灸或隔姜灸3～7壮，或温和灸5～10分钟。

◎按摩法：以手指指腹或指间关节向下稍用力按压，并做圈状按摩。

标准定位 / 在背部，第10胸椎棘突下凹陷中，后正中线上。

穴位速取 / 取坐位，两肩胛骨下角连线与后正中线的交点处为第7胸椎棘突，向下数3个椎体棘突，即第10胸椎棘突，在其下缘凹陷处（如图），按压有酸胀感。

穴位配伍

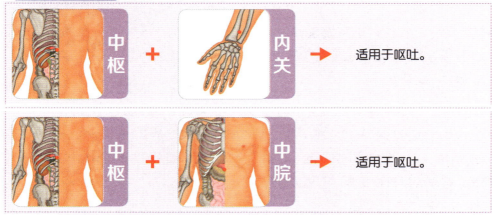

中枢 ＋ 内关 → 适用于呕吐。

中枢 ＋ 中脘 → 适用于呕吐。

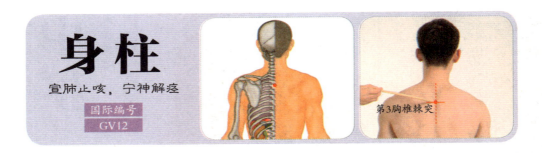

身 柱

宣肺止咳，宁神解痉

国际编号
GV12

第3胸椎棘突

养生功效 / 常刺激儿童的身柱可增强抵抗力，改善虚弱体质。此外，此穴还可用于缓解头痛、肩痛、颈部疼痛、气喘、感冒等。

常用疗法 / ◎灸法：直接灸或隔姜灸3~7壮，或艾条灸5~10分钟。

◎按摩法：以俯卧的姿势由他人帮忙按摩，按摩者以拇指指腹向下用力按压穴位。

标准定位 / 在背部，第3胸椎棘突下凹陷中，后正中线上。

穴位速取 / 取坐位，在背部，两肩胛骨下角连线与后正中线的交点处为第7胸椎棘突，向上数4个椎体棘突，即第3胸椎棘突，在其下缘凹陷处（如图）。

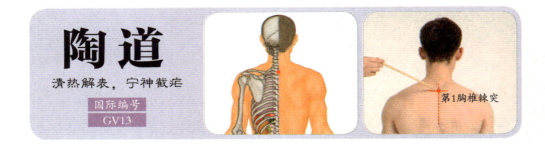

陶 道

清热解表，宁神截疟

国际编号
GV13

第1胸椎棘突

养生功效 / 按压陶道可缓解神经衰弱、脊强、疟疾、恶寒发热、咳嗽、头痛、癫痫、眩晕等。

常用疗法 / ◎灸法：直接灸或隔姜灸3~7壮，或艾条灸5~10分钟。

◎按摩法：以俯卧的姿势由他人帮忙按摩，按摩者以拇指指腹向下用力按压穴位。

标准定位 / 在背部，第1胸椎棘突下凹陷中，后正中线上。

穴位速取 / 取坐位，由颈背交界处椎骨的最高点（第7颈椎棘突）向下数1个椎体棘突，即第1胸椎棘突，在其下缘凹陷处（如图），按压有酸胀感。

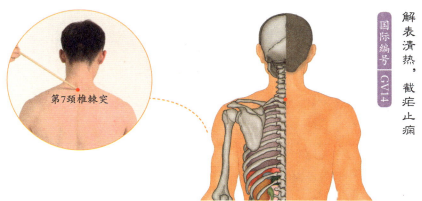

第7颈椎棘突

解表清热，截疟止痫

大椎

穴名释义 / "大"，巨大；"椎"，椎骨。穴在第7颈椎棘突下，因其椎骨最大，故名。

养生功效 / 刺激大椎可有效驱邪外出，从而达到缓解全身热病的目的。按压此穴可治疗头痛、咳嗽、气喘、感冒、脊痛、落枕、小儿惊风、小儿麻痹后遗症、瘾症、热病、中暑、疟疾、风疹、痤疮、自汗、盗汗及肩背疼痛等，尤其当肩部有严重的僵硬感时，按压此穴可以得到缓解。另外，长期按压此穴

对改善体质等也有不错的疗效，可以促进新陈代谢，增强抵抗力。

常用疗法 / ◎**灸法**：直接灸或隔姜灸3~7壮，或艾条灸5~10分钟。
◎**按摩法**：以手指指腹或指间关节向下按压，并做圈状按摩。

标准定位 / 在颈后部，第7颈椎棘突下凹陷中，后正中线上。

穴位速取 / 取坐位，在颈背交界处椎骨的最高点（第7颈椎棘突），在其下缘凹陷处（如图），按压有酸胀感。

穴位配伍

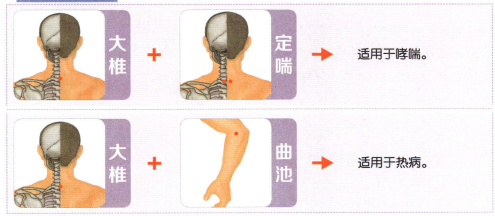

大椎 + 定喘 → 适用于哮喘。

大椎 + 曲池 → 适用于热病。

哑门

开窍醒神，散风息风

国际编号
GV15

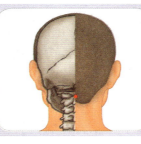
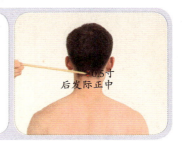

后发际正中
0.5寸

养生功效 / 刺激哑门，可以有效缓解舌缓不语、喑哑、头重、头痛、眩晕、颈项强急、脊强反折、癔症等疾患。长期按压此穴，对失眠、精神烦躁也有明显的疗效。

常用疗法 / ◎**灸法**：直接灸3～7壮，或艾条灸5～10分钟。

◎**按摩法**：以俯卧的姿势由他人帮忙按摩，按摩者以拇指指腹向下用力按压穴位。

标准定位 / 在颈后部，第2颈椎棘突上际凹陷中，后正中线上。

穴位速取 / 取坐位，在颈后区，后发际正中线直上0.5寸处（如图），按压有酸胀感。

风府

息风散风，通关开窍

国际编号
GV16

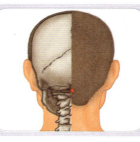
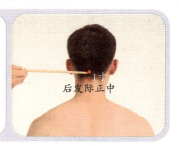

后发际正中
1寸

养生功效 / 风府是治疗感冒的重要穴位，按压此穴可祛除风邪，缓解头痛、头重、鼻塞、流鼻涕、发热等感冒症状，也可改善头颈部酸痛、眩晕、昏迷、脑卒中、失眠、健忘等。

常用疗法 / ◎**灸法**：隔姜灸3～7壮，或艾条灸5～10分钟。

◎**按摩法**：用拇指指腹或指尖揉按穴位，有酸痛、胀麻的感觉。每次左右各揉按3～5分钟，先左后右。

标准定位 / 在颈后部，枕外隆凸直下，两侧斜方肌之间凹陷中。

穴位速取 / 取坐位，在项后部，后发际正中直上1寸处（如图）。

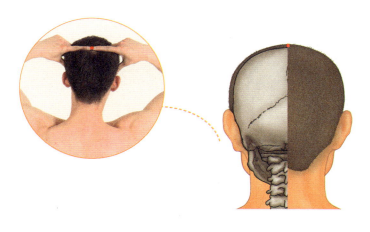

百会

升阳固脱，醒脑开窍

国际编号｜GV20

穴名释义 / "百" 指数量众多，"会" 指汇聚。由于身体中许多经脉都汇集于此，因此称其为 "百会"。

养生功效 / 百会应用范围很广，甚至能用于缓解精神问题所引起的身体不适。另外，按压此穴还可以使头脑清醒，具有提神作用，对眼睛疲劳、鼻塞所引起的头痛、耳鸣等也有不错的疗效。

常用疗法 / ◎灸法：直接灸3~7壮，或艾条灸5~10分钟。

◎**按摩法：**用拇指做圈状按摩，有酸胀、刺痛的感觉。每次揉按1~3分钟。

标准定位 / 在头部，前发际正中直上5寸。

穴位速取 / 1.取正坐或仰卧位，在头部，两耳尖连线中点与眉间的中心线交会的凹陷处（如图），按压有疼痛感。

2.在头部，前后发际连线中点，再向上量1横指处，按压有凹陷。

3.在头部，从前发际向后推至一凹陷处，按压有疼痛感。

穴位配伍

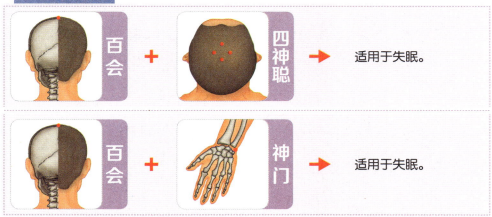

百会 ＋ 四神聪 → 适用于失眠。

百会 ＋ 神门 → 适用于失眠。

前顶

醒脑息风，宁神止痉

国际编号
GV21

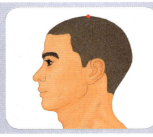
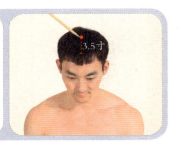

养生功效 / 刺激前顶可减轻头部沉重感，改善感冒或鼻塞引起的头痛、眩晕，使人神清气爽。

常用疗法 / 按摩法：以手指指腹或指间关节向下按压，并做圈状按摩。

标准定位 / 在头部，前发际正中直上3.5寸。

穴位速取 / 1.取正坐位，在头部，先取两耳尖连线中点的百会，再向前量1.5寸，或前发际正中直上3.5寸处（如图），按压有痛感。

2.取正坐位或仰卧位，在头部，前后发际连线的前1/5与后4/5的交点处，再向后量约半横指处，按压有痛感。

囟会

宁神醒脑，清热消肿

国际编号
GV22

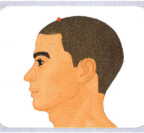
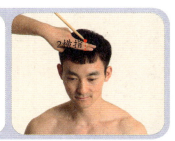

养生功效 / 按压囟会可改善癫狂、感冒、头痛、目眩、目翳、鼻出血、面部红肿、高血压等。

常用疗法 / 按摩法：以手指指腹或指间关节向下按压，并做圈状按摩。

标准定位 / 在头部，前发际正中直上2寸。

穴位速取 / 1.取正坐位，在头部，从前发际向上量2横指处（如图），按后有痛感。

2.取正坐位或仰卧位，在头部，先取百会，再向前量3寸处，按压有痛感。

上星

安神明目，通窍散风

国际编号
GV23

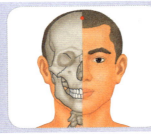

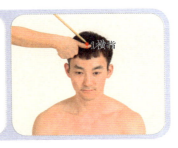

养生功效 / 上星属督脉，督脉为阳脉之海，其行向前下过鼻，故此穴可用于缓解头痛、热病及各种鼻部疾病。此外，按压此穴还可治疗目痛、结膜炎等眼疾。

常用疗法 / **按摩法：**以手指指腹或指间关节向下按压，并做圈状按摩。

标准定位 / 在头部，前发际正中直上1寸。

穴位速取 / 1.取正坐位，在头部，前发际正中直上1横指处（如图），按压有酸胀感。

2.取正坐位或仰卧位，先取百会，再向前量4寸处，按压有酸胀感。

神 庭

宁神醒脑，降逆平喘

国际编号
GV24

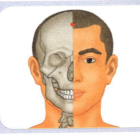

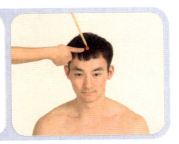

养生功效 / 按压神庭对鼻窦炎、鼻流脓等鼻部疾病，以及头痛、眩晕、癫痫等有缓解作用。

常用疗法 / **按摩法：**以手指指腹或指间关节向下按压，并做圈状按摩。

标准定位 / 在头部，前发际正中直上0.5寸。

穴位速取 / 1.取正坐位，在头部，前发际正中直上半横指处（如图），按压有酸胀感。

2.取正坐位或仰卧位，先取百会，再向前量4.5寸处，按压有酸胀感。

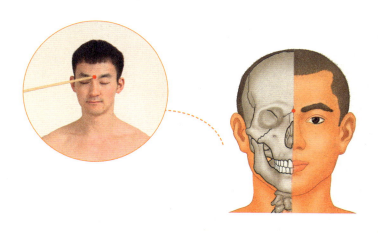

镇静安神，明目通鼻

印堂

穴名释义 / 印堂又称"泥丸宫"，是督脉上一个非常重要的穴位。

养生功效 / 按压印堂可缓解头痛、眩晕、三叉神经痛、癫痫、失眠、小儿惊风、眉棱骨痛、眼目疼痛、面神经麻痹、自主神经功能紊乱。另外，印堂也是改善鼻部各种疾病的常用穴位，按压此穴可以减轻因慢性鼻炎或鼻窦炎所引起的流鼻血、眩晕、气喘等不适感。

常用疗法 / ◎**灸法：** 艾条灸5～10分钟，或药物天灸。

◎**按摩法：** 以手指指腹或指间关节向下按压，并做圈状按摩。

标准定位 / 在头部，两眉毛内侧端中间的凹陷中。

穴位速取 / 取正坐位，在头部，两眉头连线中点凹陷处（如图），按压有酸胀感。

穴位配伍

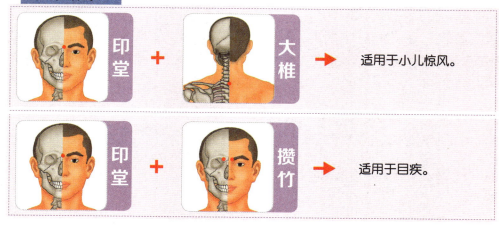

印堂 ＋ 大椎 → 适用于小儿惊风。

印堂 ＋ 攒竹 → 适用于目疾。

素髎

清热消肿，安神定志

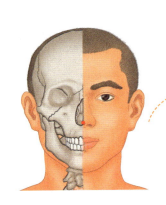

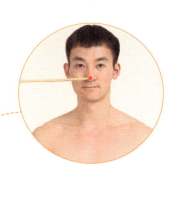

穴名释义 / "素"为白色；"髎"即骨间空隙处。因肺开窍于鼻，其色在五行中属白。穴正好位于鼻端下中缝间，故名。

养生功效 / 素髎位于鼻尖部，按压此穴可治疗鼻炎、鼻窦炎、鼻塞、鼻出血等鼻部疾病。此穴又属督脉，向下通于任脉，故按压此穴可调任督之气，回阳救逆，治疗昏迷、惊厥、新生儿窒息、休克、呼吸衰竭、心动过速等。

常用疗法 / **按摩法**：以手指指腹或指间关节向下按压，并做圈状按摩。

标准定位 / 在面部，鼻尖的正中央。

穴位速取 / 取正坐位，在鼻背下端，鼻尖的正中央（最高点）处（如图）。

特别说明 / 禁灸。

穴位配伍

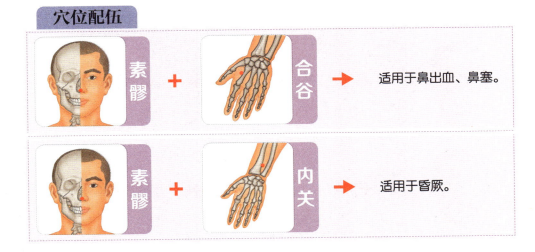

素髎 + 合谷 → 适用于鼻出血、鼻塞。

素髎 + 内关 → 适用于昏厥。

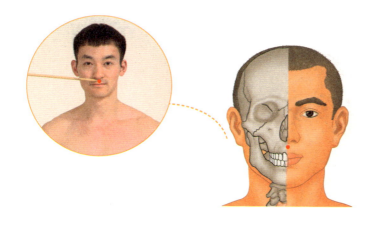

醒脑开窍，苏厥止痛

水沟

穴名释义 / "水"，水液；"沟"，沟渠。穴在人中沟中，犹如涕水之沟渠，督脉的冷降水液在此循地部沟渠下行，故名。

养生功效 / 按压水沟有安神止痛的功效，尤其是脑卒中昏迷的患者，在急送医院的同时配合按压此穴，可助其苏醒。按压此穴还可缓解中暑、高血压、恶心、呕吐、鼻塞、面肿、口歪、晕厥、晕车、休克、癔症、癫狂、急惊风、慢惊风、闪挫腰痛、糖尿病、黄疸、消渴等病症。

常用疗法 / **按摩法：** 以手指指腹或指尖向下按压，并做圈状按摩。

标准定位 / 在面部，人中沟的上1/3与中1/3交点处。

穴位速取 / 取正坐位，穴在面部，人中沟中的上1/3与中1/3交点处（如图），按压有强烈的压痛感。

特别说明 / 1.督脉、手足阳明经交会穴。

2.本穴为急救穴、止痛穴，善治神志昏迷。

穴位配伍

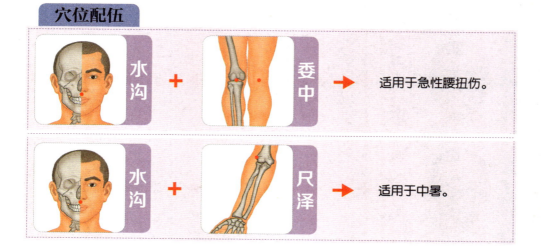

水沟 + 委中 → 适用于急性腰扭伤。

水沟 + 尺泽 → 适用于中暑。

兑 端

清热利湿，宁神醒脑

国际编号
GV27

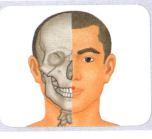
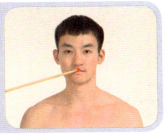

养生功效 / 按压兑端可缓解口歪、口噤、面神经麻痹、口臭、齿痛、鼻出血、面赤颊肿、癫狂、瘾症、昏迷、晕厥等。此外，按压此穴还可有效改善消渴嗜饮的症状。

常用疗法 / **按摩法：** 以手指指腹或指间关节向下按压，并做圈状按摩。

标准定位 / 在面部，上唇结节的中点。

穴位速取 / 1.取正坐位，在面部，上唇尖端，人中沟下端的皮肤与唇的移行部位（如图）。
2.取正坐位，在面部，上唇结节的中点，皮肤与黏膜的交点处。

特别说明 / 一般不灸。

龈 交

宁神止痉，清热消肿

国际编号
GV28

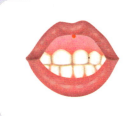
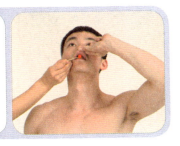

养生功效 / 按压龈交可有效改善口歪、口噤、脑卒中后遗症、口臭、牙龈出血、齿痛、两腮生疮等。督脉循行背部，故按压此穴还可缓解急性腰扭伤的症状。此外，按压此穴对于鼻衄、鼻渊、面部疮癣、面赤颊肿、癫狂、精神病、痔疮等病症有缓解作用。

标准定位 / 在上唇内，上唇系带与上牙龈的交点。

穴位速取 / 正坐仰头，提起上唇，在上唇内，上唇系带与上牙龈的连接处（如图）。

特别说明 / 不灸。

第14章

任脉

REN MAI

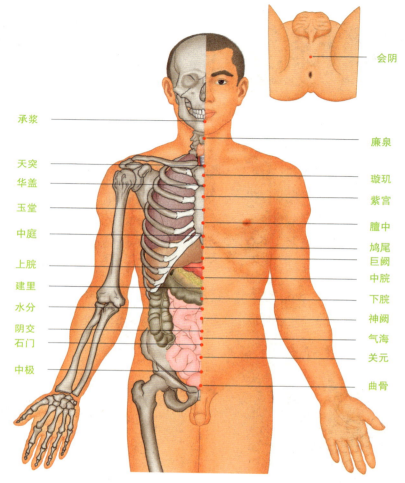

承浆	会阴
天突	廉泉
华盖	璇玑
玉堂	紫宫
中庭	膻中
上脘	鸠尾
建里	巨阙
水分	中脘
阴交	下脘
石门	神阙
中极	气海
	关元
	曲骨

本经主治

本经腧穴可有效预防和缓解神经系统疾病、呼吸系统疾病、消化系统疾病、泌尿生殖系统疾病和本经脉所经部位的疾病。

穴位数量	24个
经络走向	起于会阴，经腹胸，止于面部的承浆。
穴位分布	分布于面部、颈部、胸腹前正中线上。

会阴

调经补肾，清利湿热

国际编号
CV1

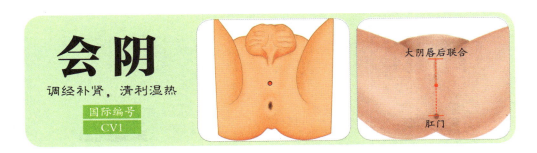

大阴唇后联合

肛门

养生功效 / 　按压会阴可改善阴痛、阴部潮湿、阴部肿痛、小便难、大便秘结、闭经、阴道炎、睾丸炎、阴囊炎等。

常用疗法 / ◎**灸法**：艾炷灸3～5壮，或艾条灸5～10分钟。

◎**按摩法**：以左手中指指腹按压在穴位上，右手中指指腹按压在左手中指指甲上，两手中指交叠以指腹用力揉按。

标准定位 / 　在会阴部，男性在阴囊根部与肛门连线的中点，女性在大阴唇后联合与肛门连线的中点。

穴位速取 / 　取仰卧位，穴位在会阴部，男性在阴囊根部与肛门连线的中点，女性在大阴唇后联合与肛门连线的中点（如图）。

曲骨

利肾培元，调经止带

国际编号
CV2

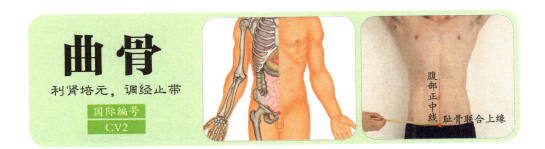

腹部正中线　耻骨联合上缘

养生功效 / 　按压曲骨可缓解女性产后恶露不尽、白带异常、月经不调，以及男性前列腺肥大、尿频、膀胱炎、肾虚等。

常用疗法 / ◎**灸法**：艾炷灸3～7壮，或艾条灸5～15分钟。

◎**按摩法**：以手指指腹或指间关节向下按压，并做圈状按摩。

标准定位 / 　在下腹部，耻骨联合上缘，前正中线上。

穴位速取 / 　1.取仰卧位，腹部正中线与耻骨联合上缘的交点处（如图）。

2.取仰卧位，用食指、中指沿腹部正中线向下滑动触到耻骨联合上缘，按压有酸胀感。

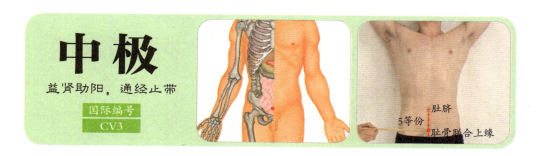

中极

益肾助阳，通经止带

国际编号
CV3

养生功效 ╱ 中极是治疗泌尿系统疾病的重要穴位，按压此穴可改善尿道炎、排尿困难、尿频等。按压此穴还可治疗女性疾病，如停经、痛经、月经不调、白带异常、子宫肌瘤、下腹虚冷等。

常用疗法 ╱ ◎灸法：艾炷灸3~7壮，或艾条灸5~15分钟。

◎按摩法：平躺，以中指或食指指腹向下按压穴位4~5次。

标准定位 ╱ 在下腹部，脐中下4寸，前正中线上。

穴位速取 ╱ 1.取仰卧位，将耻骨联合上缘和肚脐的连线5等分，由下向上1/5处（如图），按压有酸胀感。

2.取仰卧位，先取曲骨，再向上量1寸处，按压有酸胀感。

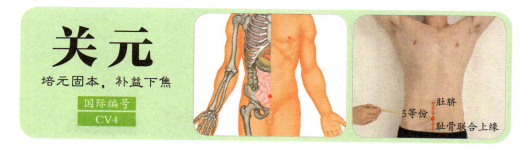

关元

培元固本，补益下焦

国际编号
CV4

养生功效 ╱ 按压关元可调理和改善泌尿生殖系统疾病，如阳痿、早泄、尿频、月经失调、痛经、遗精、功能性子宫出血、子宫脱垂等。

常用疗法 ╱ ◎灸法：艾炷灸3~7壮，或艾条灸10~15分钟。

◎按摩法：以手指指腹或指间关节向下按压，并做圈状按摩。

标准定位 ╱ 在下腹部，脐中下3寸，前正中线上。

穴位速取 ╱ 1.取仰卧位，将耻骨联合上缘和肚脐的连线5等分，由下向上2/5处（如图）。

2.取仰卧位，从肚脐向下量3寸处，按压有酸胀感。

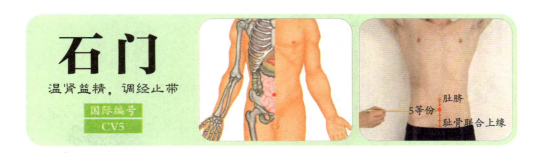

石门

温肾益精，调经止带

国际编号
CV5

养生功效 / 按压石门可缓解腹胀、泄泻、绕脐疼痛、水肿、小便不利、遗精、阳痿、闭经、带下、崩漏、产后恶露不止等病症。

常用疗法 / ◎**灸法**：艾炷灸3~5壮，或艾条灸5~10分钟。

◎**按摩法**：以手指指腹或指间关节向下按压，并做圈状按摩。最好由他人按摩，以更有效地刺激穴位。

标准定位 / 在下腹部，脐中下2寸，前正中线上。

穴位速取 / 1.取仰卧位，将耻骨联合上缘中点和肚脐的连线5等分，由上向下2/5处（如图），按压有酸胀感。2.取仰卧位，从耻骨联合上缘向上量3寸处，按压有酸胀感。

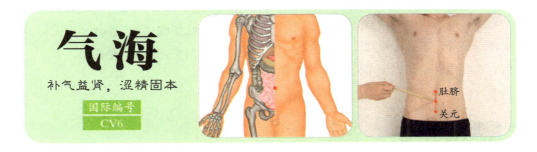

气海

补气益肾，涩精固本

国际编号
CV6

养生功效 / 气海主要用于调理和改善泌尿生殖系统疾病，如子宫肌瘤、月经失调、痛经、不孕症、腹胀、尿频、阳痿、早泄等。按压此穴对神经衰弱、精神紧张也有一定的疗效。气海俗称丹田，男性常常按压此穴，能使精力旺盛，活力充沛。

常用疗法 / ◎**灸法**：艾炷灸3~7壮，或艾条灸5~15分钟。

◎**按摩法**：以手指指腹或指间关节向下按压，并做圈状按摩。

标准定位 / 在下腹部，脐中下1.5寸，前正中线上。

穴位速取 / 取仰卧位，先取关元，在关元与肚脐连线的中点处（如图），按压有明显的酸胀感。

阴交

温肾益精，调理冲任

国际编号 | CV7

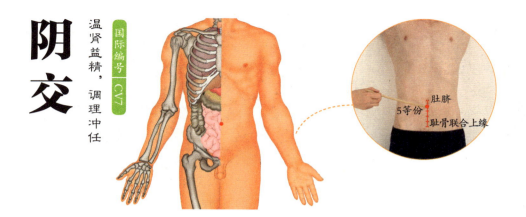

5等份　肚脐
耻骨联合上缘

穴名释义 / 穴居脐下，为任脉经穴，任脉为阴脉，腹亦属阴，此穴又是任脉、冲脉、足少阴三脉的交会穴，三脉皆属阴，故名。

养生功效 / 阴交可用于缓解各种疼痛。此外，经常刺激此穴还能促进新陈代谢，改善虚寒证、白带过多、月经不调、子宫异常出血、产后恶露不止、坐骨神经痛等。此穴还可用于缓解绕脐冷痛、腹满水肿、泄泻、小便不利、腰膝拘挛等病症。

常用疗法 / ◎灸法：艾炷灸3～7壮，或艾条灸5～15分钟。
◎按摩法：以手指指腹或指间关节向下按压，并做圈状按摩。

标准定位 / 在下腹部，脐中下1寸，前正中线上。

穴位速取 / 取仰卧位，将耻骨联合上缘中点和肚脐的连线5等分，由上向下1/5处（如图），按压有酸胀感。

穴位配伍

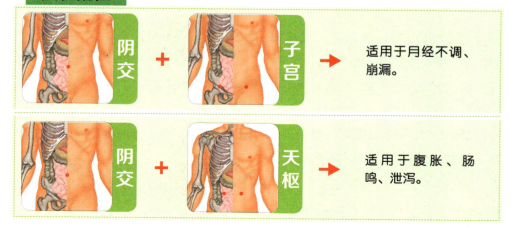

阴交 + 子宫 → 适用于月经不调、崩漏。

阴交 + 天枢 → 适用于腹胀、肠鸣、泄泻。

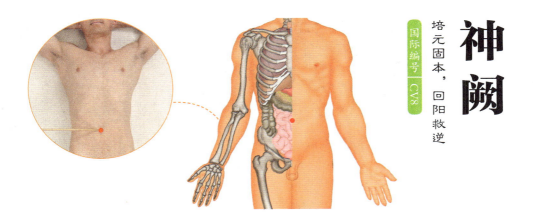

神阙

培元固本，回阳救逆

国际编号 CV8

穴名释义 / "神"，神气；"阙"，宫门，是古代天子居住地的统称。神阙是指神气通行之门户，故名。

养生功效 / 因穴位于腹部，为下焦之枢纽，又邻近胃与大、小肠，所以按压神阙能健脾胃、理肠止泻。经常刺激此穴还可以起到缓解腹部疼痛的作用。当腹痛、腹泻时，可以用手掌轻轻按压此穴，或者先用热毛巾热敷穴位，再进行按压。按压此穴还可缓解脑卒中虚脱、四肢厥冷、晕厥、急性脑血管疾病、痛风、小儿惊风、腹胀、脱肛、便秘、小便不禁等。

常用疗法 / ◎**灸法**：艾炷灸3～7壮，或艾条灸5～15分钟。

◎**按摩法**：以手掌轻轻按摩，不可用力按压。

标准定位 / 在上腹部，脐中央。

穴位速取 / 取仰卧位，在腹部，肚脐中央（如图）。

穴位配伍

神阙 + 公孙	→	适用于泻痢、便秘、绕脐腹痛。
神阙 + 气海	→	适用于脱肛、小便不尽、肾虚、不孕不育等。

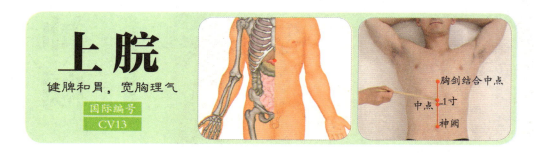

上脘

健脾和胃,宽胸理气

国际编号
CV13

养生功效 / 按压上脘不仅可改善胃部疾病外,还可缓解心胸疾患。长期刺激此穴,对反胃、呕吐、胃脘疼痛、腹胀、呃逆、消化不良、胃炎、黄疸、泄泻等消化系统疾患,以及虚劳吐血、咳嗽痰多、心绞痛等有改善作用。

常用疗法 / ◎**灸法**:艾炷灸3~7壮,或艾条灸5~15分钟。

◎**按摩法**:以手指指腹或指间关节向下按压,并做圈状按摩。

标准定位 / 在上腹部,脐中上5寸,前正中线上。

穴位速取 / 取仰卧位,在上腹部,前正中线上,神阙与胸剑结合中点连线的中点,再向上量1寸处(如图)。

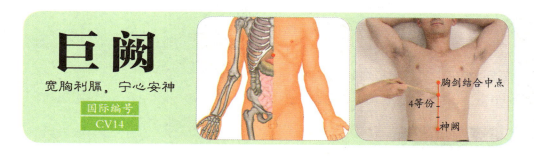

巨阙

宽胸利膈,宁心安神

国际编号
CV14

养生功效 / 巨阙主要用于治疗胃部疾病,按压此穴对胃酸过多、胃痉挛、胸部灼热、打嗝、腹胀、腹泻、恶心呕吐、胃下垂、消化不良等有显著的缓解作用。

常用疗法 / ◎**灸法**:艾炷灸3~5壮,或艾条灸5~10分钟。

◎**按摩法**:以手指指腹或指间关节向下按压,并做圈状按摩。

标准定位 / 在上腹部,脐中上6寸,前正中线上。

穴位速取 / 取仰卧位,在上腹部,前正中线上,将胸剑结合中点与神阙连线分成4等份,在连线的上1/4与下3/4交点处(如图),按压有酸胀感。

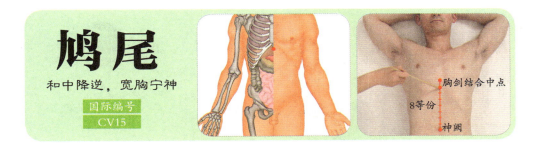

鸠尾

和中降逆，宽胸宁神

国际编号
CV15

胸剑结合中点
8等份
神阙

养生功效 / 刺激鸠尾可促进血液循环和强化身体组织器官的功能，缓解身体的多种不适症状，如改善心悸、气喘、手脚冰冷、胃痛、腹泻、食欲不振、失眠等。

常用疗法 / ◎**灸法**：艾炷灸3～5壮，或艾条灸15～20分钟。

◎**按摩法**：以手指指腹或指间关节向下按压。由他人按摩时，按摩者可将两手手指重叠按压穴位。

标准定位 / 在上腹部，剑突尖下1寸，前正中线上。

穴位速取 / 取仰卧位，在上腹部，前正中线上，将胸剑结合中点与神阙连线分成8等份，在连线的上1/8与下7/8交点处（如图），按压有酸胀感。

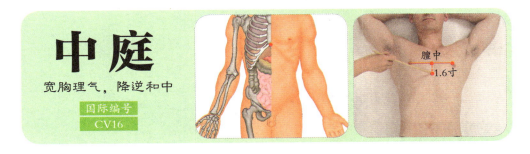

中庭

宽胸理气，降逆和中

国际编号
CV16

膻中
1.6寸

养生功效 / 按压中庭可缓解胸腹胀满、胸闷、噎嗝、呕吐、心痛、小儿吐乳等。

常用疗法 / ◎**灸法**：艾炷灸3～7壮，或艾条灸5～15分钟。

◎**按摩法**：以手指指腹或指间关节向下按压，并做圈状按摩。可由他人代为按摩，以增强按摩功效。

标准定位 / 在前胸部，剑突尖所在处，前正中线上。

穴位速取 / 1.取仰卧位，先取两乳头连线的中点，即膻中，再向下量1.6寸（如图）。

2.取仰卧位，在胸骨体与胸剑结合中点可触及凹陷处，平第5肋间隙。

3.取仰卧位，在前正中线上，胸剑结合中点处，横平第5肋间隙。

膻中

宽胸理气，宁心安神

国际编号 CV17

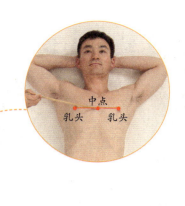

中点
乳头　乳头

穴名释义/ "膻"，羊臊气；"中"，穴内。天部水湿之气在本穴胀散而变化热燥之气，故名。

养生功效/ 按压膻中可治疗呼吸系统疾病及循环系统疾病，改善胸闷、心悸、咳嗽、气喘、慢性支气管炎、焦躁。另外，胸部胀痛、乳汁分泌不足的女性也可以常按压此穴。

常用疗法/ ◎**灸法：**艾炷灸3～7壮，或艾条灸5～15分钟。

◎**按摩法：**以中指或拇指指腹向下按压，并做圈状按摩。如果痛得很厉害，改为艾灸则更为有效。

标准定位/ 在前胸部，横平第4肋间隙，前正中线上。

穴位速取/ 取正坐或仰卧位，在前正中线上，两乳头连线的中点（如图），横平第4肋间隙，按压有酸胀感。

穴位配伍

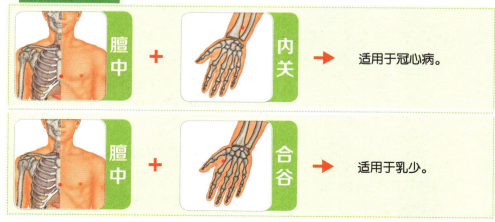

膻中 ＋ 内关 → 适用于冠心病。

膻中 ＋ 合谷 → 适用于乳少。

天突

宽胸理气，化痰利咽

国际编号
CV22

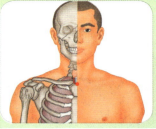

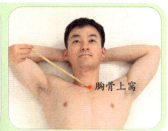

胸骨上窝

养生功效 / 按压天突有通调气血的作用，有助于胸部痰郁之气的排出，起到调理和改善气喘、呕吐、咯血、胸部疼痛等作用。

常用疗法 / ◎**灸法**：艾炷灸3～7壮，或艾条灸5～15分钟。

◎**按摩法**：以手指指腹或指间关节向下按压，并做圈状按摩。由于此穴靠近喉

咙，所以按压时要避免用力过度而造成呼吸困难。

标准定位 / 在颈前部，胸骨上窝中央，前正中线上。

穴位速取 / 取仰卧位，在前正中线上，两锁骨中间，胸骨上窝中央（如图）。

廉泉

清热化痰，开窍利喉

国际编号
CV23

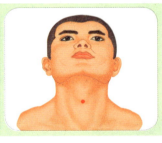

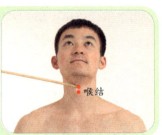

喉结

养生功效 / 按压廉泉可治疗口腔炎、咽喉炎、扁桃体炎、支气管炎等，也有紧实颈部肌肤的功效。此外，由于任脉上行咽喉，阴维脉上达咽喉及舌根，加之心气通于舌，舌为心之苗，故由上火所导致的各种舌部疾病，如舌下肿痛、舌头僵硬而无法说话等可通过按压廉泉得到缓解。

常用疗法 / ◎**灸法**：艾炷灸3～7壮，

或艾条灸5～15分钟。

◎**按摩法**：以食指或中指指腹加以按压。按压时应视情况调整力度。

标准定位 / 在颈前部，甲状软骨上缘（约相当于喉结处）上方，舌骨上缘凹陷中，前正中线上。

穴位速取 / 正坐仰靠，在前正中线上，喉结上方，舌骨上缘凹陷中（如图）。

承浆

消肿止痛，提神醒脑

国际编号 | CV24

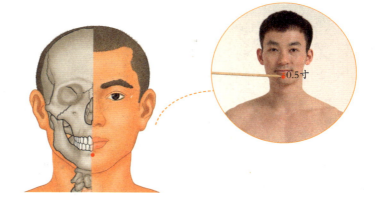

0.5寸

穴名释义 / "承"，承接；"浆"，涎液。口中之涎液流出，承接于此处，故名。

养生功效 / 按压承浆可以改善面神经麻痹、牙龈肿痛、口腔糜烂，以及唇紧、脑血管疾病后遗症、流涎、暴喑不言、消渴嗜饮、小便不禁等症，也适用于脑卒中、口眼歪斜、昏迷、休克时的急救。长期按压此穴，还具有消除颜面浮肿、瘦脸的功效。

常用疗法 / **按摩法：**以手指指腹或指间关节向下按压，并做圈状按摩。

标准定位 / 在面部，颏唇沟的正中凹陷处。

穴位速取 / 1.取正坐位，在面部，颏唇沟的正中凹陷处，按压有痛感。
2.取正坐位，在面部，口唇下0.5寸处（如图），按压有痛感。

特别说明 / 1.任脉、足阳明胃经交会穴。
2.一般不灸。

穴位配伍

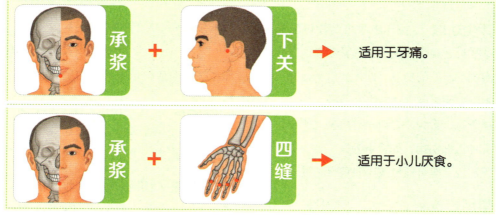

承浆 + 下关 → 适用于牙痛。

承浆 + 四缝 → 适用于小儿厌食。